宅自醫

在家練好免疫力

排四毒・補四缺，
一生無病 !!

黃鼎殷・郭涵甄 著

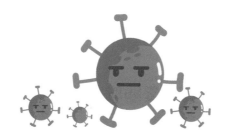

目錄

第2章 從疾病到癌化的六個階段

第3章 排四毒：毒素累積會讓人變老、變醜，甚至生病、致癌

第4章 補四缺：補充能量，讓身體保持健康、充滿活力

第5章 對症「在家療法」，掌握黃金療癒期

第6章 頂營食療，根據體質吃對食物

第7章 二十四節氣莖果汁與頂營醬

作者序一

由內而外提升免疫力，不怕恐怖病毒找上你

這本書趕在新冠肺炎疫情擴散最為嚴重的時候跟進並出版，它集結了我之前出版的書籍精華，以及近幾年整理但尚未出版的「回春療法」及「幹細胞療法」等內容，為的就是希望大家在這新冠肺炎疫情蔓延的同時，每個人可以依循其中的方法自我防疫或做為日常生活的保健。

這本書是以造成疾病的身體與心理創傷兩大因素做為開啟，因為身與心對於我們的健康與否同等重要，兩者造就了我們的一切。

以生理上而言，疾病通常是起源於因為外來的寒與毒素導致身體微循環被破壞，進而衍生出不同程度的生理機能衰退與損壞；在心理創傷方面，人生的創傷也同樣會干擾我們的心血管功能、心臟與各內臟的協調能力等，這些也會導致身體產生各種疾病與症狀（請參見《情緒生病，身體當然好不了》）。

我在臨床上治療的醫理基礎主要是源自於醫聖張仲景的「六經傳病」，張仲景在六經傳病中將疾病分成六個期別，從疾病最初的太陽期開始，隨著毒素不斷往內流竄與堆積，而進入其後的陽明期、少陽期、太陰期、少陰期、厥陰期等不同的期別。

我依張仲景的這六個期別為基礎，再綜合我近三十年的臨床經驗，歸納出張仲景的六期論應用在目前各種疾病的治療方式，並且採用更簡單且快速的治療模式，讓每位讀者除了防疫與自我保健之外，更可讓自己在家就能達到從輕症到重症疾病（例如：癌症、慢性病）的自我痊癒能力。

事實上，這本書總結了我所有的臨床經驗精華，與我在醫學臨床上所創造的各種奇蹟，在此以最簡單的方式與各位讀者共享，讓每位讀者都可輕鬆地藉由這些簡單方法進行自我保健，甚或讓身體的各種疾病都有機會藉由身體原有的自癒力而獲得痊癒，而我對此有無比的信心，因為這就是我在臨床上治療的模式，我相信這本書同樣也將讓你的疾病症狀獲得很好的改善，各位若能依此書的方式調養身體，自己在家就可以成為自己最好的醫生。

這次 Covid-19 疫情看似有減緩跡象，但大家絕不能因此而掉以輕心，因為這次新冠病毒不但綜合了之前病毒的特性：無症狀傳染者，病毒流感化、B 肝化，痊癒者復陽及免疫不全等，而且對人類的威脅也更為強烈。

目前此疫情已擴散至超過兩百個國家、幾百萬人確診，也有十多萬人因為這疫情而死亡，這種情況在往後的幾年都會持續地發生，屆時大家就又得進入疫情的警報狀態。而這本書正巧就是針對這樣的需要順勢而生，如果各位能夠每天按照書上所提供的方法積極地進行自我保健，就有機會讓自己平安度過往後每次突如其來的疫情爆發威脅。

衷心希望各位讀者都能無煩惱且平安健康，也希望這個世界能夠藉由這次疫情而秩序得以重建，我們也能更積極地面對我們身心的健康以及重視我們生存的地球母親，我謹以個人畢生的精華藉由此書獻給所有的人類，願這地球上的生靈都能少災、少難、少病，這是我從醫以來始終的心願與盼望。

再生診所院長

黃鼎殷

作者序二

我從針灸走到自然醫學

大學就讀護理系的我，開始到醫院實習後，漸漸對中醫產生濃厚興趣，在臺完成護理系學業，隻身前往北京鑽研中醫，有感於中藥的重金屬、農藥問題，於是偏向外治法，往針灸方面發展。

因緣際會下，我找到「皇帝內針」傳人楊真海先生，向他拜師學習，期間經常跟著師父到青海等偏遠地區義診。在臨床工作中，隨著經驗的累積，治療的病症越來越重，逐漸讓身體負荷不了，而回臺休養。休養時，有幸拜讀黃醫師著作開拓更寬廣的視野。

第一、使用蒸腳改善微循環。中醫本來就很重視泡腳，讓血液循環變好，只是傳統多用泡腳桶或盆，「泡」跟「蒸」絕對有程度上的差別，蒸腳屬於中藥外治的薰蒸療法；中醫雖然強調不能大汗出，只能微微出汗，但是現代的環境，處於密閉空間工作的我們不務農、不勞動，夏天吹冷氣，冬天開暖氣，如果不是農夫及重體力勞工朋友，其實很少流汗。皮膚是身體最大器官，汗出不良或不出汗表示代謝功能差。中醫基礎談到肺的生理功能「主皮毛」，皮毛就是體表，皮膚毛孔的開闔功能不好影響肺的升降，在這飛沫傳染、呼吸道疾病多發的時代，怎麼可以不流汗呢？

第二、很多人講排毒，究竟排了什麼毒或需要什麼樣的排毒方法，自己清楚嗎？以我為例，小時候感冒發燒，媽媽帶我去打退燒針，那時的護士阿姨還稱讚我很乖都不哭。哪知道這些工業製程的化學藥品在肝臟藏這麼深，經歷完整排毒後，家人們聞到我的汗液跟糞便有藥味，更何況他們還有過敏性鼻炎，嗅覺比較差，出現記憶中曾經有過的調劑室味道，很可怕！

第三、我很重視飲食療法，中醫講「藥食同源」，原型食物最養人。本書第七章的節氣莖果汁和頂營醬，來自中醫理論搭配臺灣本土時令蔬果而成，萬物皆遵循大自然生長化收藏運行法則。進口食材為了保存運送，可能放入不合格添加物，非季節生產的蔬果為了熟成，可能噴灑過量人工合成的植物激素；反之，當季當地盛產的新鮮蔬果，得天地精華，不但營養豐富，農藥用的也少，這是老天爺和大地給與我們的禮物，要好好珍惜。還有，隨著國民所得提高，精緻食物越來越多也越來越美味，外食加上食品安全問題，每天吃進肚子的東西難道不該思考來自何處？又或者吃了之後能不能排得出來？

第四、最後情緒衍生的毛病，也是過去遇到最難解決的。有些人說我吃得很健康啊！為什麼我會生病，得到癌症？另一種情況是，患者求診有時不是真的想治療，而是想讓人聽他說說話，更多時候在訴苦或自己轉圈圈走不出來。在黃醫師的「人生動力」療法裡，我看見改變的力量，足以讓人震驚，慢慢體會中，也等諸君細細來挖掘。

中醫師

前言

你可以在家當自己最好的醫師

身體產生疾病的原因大致上可分為身與心兩部分。

「心」的部分，我是以獨創且有十幾年經驗的人生動力療法來解決。人的情緒有等級之分，憂鬱症患者的情緒狀態在能量等級表中接近零分，在張仲景的六期論中屬於太陰期或厥陰期（請見第二章），在這樣的狀態下會破壞身體心臟的動能，一旦心臟動能持續維持在低狀態時，長期下來就會使我們的臟器功能衰退或惡化。

「身」的部分，有兩個主要原因讓我們的身體生病，這兩者分別是「寒」與「毒」。

「寒」與身體的微循環息息相關。寒入侵有可能是因為氣候變化的寒氣進入（外入侵），也可能是情緒引起心臟動能不足而導致寒入侵（內導致），然而環境的寒氣不必然會使寒氣入侵體內。例如俄羅斯的冬季是極為寒冷的，但俄羅斯人體內的寒氣不見得會很多，其實體內的寒氣主要還是因為心（情緒）的干擾，導致心臟動能不足，以致寒氣容易入侵所致，這情緒的部分我在《人生動力療法》有更詳細的說明。

身體生病的另一個主因就是「毒」。體內堆積的毒素會造成身體循環的阻塞與發炎，也會破壞微循環。在張仲景的六期論裡頭提到的毒，可依其別不同而有所區別，他採取的策略就是使用強陽的藥物來打通體內的微循環，再針對其他部位輔以其他藥物來幫助排毒。例如小柴胡湯就是治療肋骨下痛，其藥性主要是針對腸道與肝膽中的毒素排出，在中醫治療時會依據身體不同部位所需，而採用不同的藥物進行排毒。

張仲景在六期論中提到毒在每個期別的不同之處。六期論的第一期別是「太陽期」，這時期的毒素主要是皮下毒，此皮下毒會以汗水為載體，因此毒素可藉由發汗得以自皮下排出體外。有些從黏膜或皮膚入侵的致病原（例如新冠病毒），就可以在第一期時藉由發汗的方式快速將之排出。

以現代人的生活習慣，我最建議以蒸腳的方式讓身體發汗。蒸腳除了可以重建身體的微循環外，還可以增加黏膜細胞的免疫能力。因為藉由蒸腳微循環重建，一方面讓細胞周遭毒素得以排出，養分也容易進得來，因此可使黏膜細胞更為健康；另一方面可以讓微循環通道順暢，當有致病原入侵時，免疫細胞得以快速到達該處進行攻擊。

第二期別是「陽明期」，這時期的毒素主要是累積在體內的宿便或積食。宿便存在於大腸，積食則累積在胃中。腸胃當中若有難以消化就會堆積在其中，若長期累積最後就會轉變成毒素。

第三期別是「少陽期」，這時期的毒素主要是膽中的毒，這毒素產生的原因是因為食物過於油膩，導致膽汁過於黏稠而排放不良所致。

第四期別是「太陰期」，這時期的毒素主要是因為黏液堆積在體內空腔所致。體內黏液主要產生的原因是因為嗜食肉蛋奶甜（精緻澱粉），黏液過多就會造成過敏、自體免疫疾病或癌症，例如僵直性脊髓炎、自體免疫性疾病、紅斑性狼瘡等都是因為黏液長期堆積所造成的發炎反應。發炎反應又會引發更多的黏液，再加上身體的微循環被破壞（第一期）而無法將黏液排出，身體為了處理堆積的黏液，而嘗試藉由免疫反應將之分解或吞噬而導致局部發熱（發炎）。此時因水分變少讓黏液便乾，而造成身體局部細胞損壞而走向纖維化，這種長期累積的黏液也會因為身體的免疫反應過於頻繁與劇烈，最終導致器官嚴重損壞甚至衍生後續的器官衰竭。

目前新冠病毒對於肥胖者的威脅大於正常體重者，這是因為肥胖體質主要就是他們是在太陰期，這個期別的特徵就是黏液過多，病毒進入下呼吸道後，體內會分泌大量黏液在肺部，導致肺部浸潤在大量的黏液中，就像是溺死般無法呼吸。

六期論的第五期與第六期分別是「少陰期」與「厥陰期」，這兩個時期的毒素主要是因為黏液毒在臟器與身體其他部位到處堆積而導致在某些部位出現嚴重的症狀，因此在這些時期的症狀治療方式就需要同時啟動不同的排毒方式（體表毒、腸道毒、淋巴毒、肝膽毒），好讓體內毒素得以快速排出體外。

其實只要我們能夠了解身體的運作，並且輔以正確的治療方式，即使在家也可以輕鬆地為自己的身體進行淨化，讓身體重獲健康也就不會是件難事。

好健康嚴選
再生診所臉書

請不要叫我神醫

宅自醫
線上服務 LINE

閱讀之前

找出症狀與疾病，了解自己的健康狀況

到處看醫生、進行各種檢查、吃很多西藥，結果藥越吃越多、劑量越來越重，病症反覆發作？請依據身體症狀，從下列項目中，與你現況一樣的打✓，讓你快速掌握自己的健康程度。

1. □不易流汗
2. □手腳冰冷
3. □怕冷
4. □易感冒
5. □感冒型腸胃炎
6. □感冒相關的神經痛
7. □急性肌肉痠痛（項背痛、肩頸痠痛）
8. □輕微的靜脈曲張
9. □頭痛（後）
10. □牙周病
11. □頭痛（前額）
12. □慢性胃炎
13. □胃脹氣
14. □感冒反覆
15. □便秘
16. □痔瘡
17. □脹氣

18. □口乾舌燥

19. □口臭

20. □身體燥熱

21. □顏面神經失調

22. □食慾減退

23. □乳腺炎

24. □喉嚨痛

25. □淋巴結腫大

26. □胃潰瘍

27. □帶狀泡疹

28. □肋下痛

29. □初期三酸甘油酯過高

30. □傷口久不癒合

31. □假性近視

32. □三高初期症狀

33. □脂肪肝

34. □間歇性的發燒

35. □容易忽冷忽熱

36. □初期關節炎

37. □皮膚黃

38. □慢性咽炎（喉嚨有痰）

39. □胃食道逆流

40. □皮膚汗水黏稠（體臭、狐臭）

41. □偏頭痛

42. □嘔吐（反胃、噁心、打嗝）

43. □口苦
44. □疲勞
45. □急性神經痛
46. □嚴重呼吸道問題（鼻炎、肺氣腫、氣喘）
47. □皮膚問題（異位性皮膚炎、皮膚過敏、濕疹）
48. □未有心腎症狀的免疫系統疾病（紅斑性狼瘡、僵直性脊椎炎、風濕性關節炎、牛皮癬等）
49. □感染性疾病（子宮炎、卵巢炎、尿道炎、腮腺炎、心肌炎、扁桃腺發炎、肝炎）
50. □甲狀腺疾病
51. □全身性浮腫
52. □疲倦（四肢沉重感）
53. □初期糖尿病
54. □慢性腹瀉
55. □尿液起泡
56. □結石（膽、腎）
57. □痛風
58. □吸收不良
59. □虛胖
60. □飛蚊症（40歲以下）

61. □肥胖

62. □汗皰疹

63. □腳底筋膜炎

64. □有心腎症狀的免疫系統疾病（紅斑性狼瘡、僵直性脊椎炎、風濕性關節炎、牛皮癬等）

65. □自律神經失調

66. □下肢浮腫

67. □嚴重頻尿

68. □腎病（腎炎、蛋白尿、腎水腫）

69. □攝護腺肥大

70. □非感染性的婦科疾病（肌瘤、卵巢囊腫）

71. □周邊神經炎

72. □器質性疾病（心室肥大、老花眼）

73. □不孕

74. □中晚期糖尿病

75. □飛蚊症（40歲以上）

76. □精神疾病（精神分裂、憂鬱、躁症）

77. □過勞

78. □心臟問題（心悸、胸悶）

79. □五十肩

80. □男、女更年期症狀（熱潮紅、性慾降低）

81. □慢性痠痛

82. □慢性耳鳴

83. □眩暈

84. □耳聾

85. □梅尼爾氏症

86. □慢性神經痛

87. □整體老化：我比同年齡看起來老、體力差、睡眠差

88. □嚴重肝病

89. □慢性病伴隨嚴重併發症

90. □癌症

91. □嚴重失眠

92. □神經衰弱、健忘

93. □黃疸

94. □腹水

【檢測結果】

勾選所有題目後，以你最大題數的號碼，作為你的期別。

1-9	屬於第一期：微循環惡化，發汗功能不良（太陽期） **→請翻到 94 頁**
10-24	屬於第二期：自由基過多，且毒素累積腸道（陽明期） **→請翻到 97 頁**
25-45	屬於第三期：淋巴循環不良，毒素累積膽跟淋巴（少陽期） **→請翻到 100 頁**
46-64	屬於第四期：黏液蓄積在胸腔、腹腔（太陰期） **→請翻到 103 頁**
65-87	屬於第五期：毒素累積在心血管及腎臟（少陰期） **→請翻到 107 頁**
88-94	屬於第六期：毒素深入肝臟及心臟周圍（厥陰期） **→請翻到 112 頁**

第 1 章

疾病是怎麼來的？

1. 健康來自於恢復身體的敏感度

身體是非常奧妙的，以創造生命而言，人類目前僅能複製生命，無法真正地創造生命。當你打開百科全書，仔細研究人體的功能，你會驚訝的發現，人體竟然是如此的奧妙。你擁有如此奇妙的身體，但你對它的了解與體會又有多少？

疾病的產生，我在前言說到：產生疾病的原因大致上可分為身與心兩部分。「心」的部分，我是以獨創且有十幾年經驗的人生動力療法來解決。人的情緒有等級之分，而這本書主要從身體的部分來談。

也就是說，你對於自己身體的了解與體會，將決定了身體的健康程度。依照常理，知道天冷要添衣，天熱要脫衣，是每一個人維持體溫平衡的常識與本能。

無庸置疑地，這些日常中的小動作與小習慣，例如：尿急了去上廁所，肚子餓了去吃飯，都是為了照顧身體而產生的活動，但是我們卻不那麼在意，或不敏感它們對於健康的重要性。

我們可能有過這樣的經驗：感覺到吃進肚裡的東西，會讓身體不舒服，但是仍然將它吞下肚。明明知道不可以，為何還會有這樣的行為呢？這是因為我們慣於壓抑胃部的感覺，造成對胃的敏感度降低，以便繼續強迫自己去吃不適合身體的東西。

因此，你對於自己身體的觀察與敏感度，將影響你在生活中與身體有關的每一個行為，並決定了其後所帶來的後果，所以敏感度的提高，對於健康的促進有絕對的影響。

2. 敏感度降低，讓疾病開始衍生

在《黃帝內經》裡就寫到，黃帝問歧伯說：「為何上古的人可以活到一百二十歲，而現在的人卻活不到五十歲就年老色衰、體弱多病呢？」就我個人的經驗而言，其中的癥結就在於身體敏感度的降低。

敏感度降低的關鍵，在於你的注意力已經不在自己的身體上。長時間維持注意力不在自己身上的習慣之後，會導致你對身體的關注與敏感度降低，進而不自知地從事許多不適當、違反健康原則的行為。

再者，長時間服用壓抑症狀的藥物，你的身體敏感度也會下降。其危險性，就有如將預報火災的警鈴取消一樣，等到像癌症那樣的大火襲來的時候，就後悔莫及了。

以發燒來說，是日常生活中常發生的症狀，它主要是將身體表層的毒素，藉由流汗排出，如此可以重建皮膚表層的微血管循環。但是服用退燒藥之後，有很多人跟著會出現手腳發冷，肚子卻發熱的現象，這種情形在小孩子身上尤其明顯。

之所以會手腳冷，是源自於心臟功能受損，當心血管的微循環遭受破壞後，毒素或病原體就會進一步累積在身體較深層，也就是中醫所謂的「半表半裡」處。若是持續不處理，則毒素或病原體就會累積在身體更深層處，如此造成疾病越來越惡化。這些都是症狀不斷被壓抑的結果，也是為什麼現在有這麼多不治之症的原因，因為實在是積重難返了。

現在慢性病、癌症如此猖獗，正是因為當初該排出的黏液無法排出，且我們還不斷的壓抑與累積它所致。例如癌症病人開刀之後，一定會發現身體裡有許多的黏液物質，這些都是疾病的根源。

3. 輕忽身體警訊，壓抑症狀造成健康漏洞

事實上身體出現的症狀，是我們身體反應緊急情況的一個手段，目的是為了啟動身體的免疫系統，增強身體的免疫力，讓身體可以在疾病初期就能自我療癒。例如身體透過發燒來啟動免疫反應，以消滅病毒；以咳痰將身體裡面的黏液咳出；以流鼻涕將體內黏液排出；以腹瀉方式將小腸與大腸中的食物殘渣，或是宿便排出；流汗同樣的也是將身體中不需要的尿素與鹽份排出。

人體隨時透過各種自我療癒手段，讓自己達到最佳的健康狀態。但是我們對於身體的症狀不夠尊重，我常說：「人體本身即是一個最好的醫院，也無時不刻在幫助我們達到健康、和諧的狀態。」

想想，為什麼當症狀來時，我們總是想要消滅它，那是因為症狀的確令人不舒服，不論發燒、痛、流鼻涕等，都會讓人不舒服。但是如果我們不夠尊重疾病，選擇走上暫時比較舒服的路，那只會讓身體錯過自我療癒的機會。以我的女兒為例，她從小不打疫苗，也不吃藥，當中自然受到很多的指摘與規勸，但是現在每個人都稱讚

她的健康與聰明。

幾年前有位小兒科醫師在他的網頁上提到，國內兒童生病的比例，比國外的兒童高。這個原因到底是什麼？難道我們臺灣人的遺傳基因比他國差，真的是東亞病夫的遺緒嗎？

其實這是因為臺灣人常以化學藥物壓抑症狀，沒有真正解決病症，以致反覆罹病，這是個延遲性健康的問題。例如抗生素與類固醇在感冒治療上的濫用，就是一例。

看看我的上一輩，或是小的時候，有許多同學經常掛著鼻涕，也很少聽說有人出現過敏與自體免疫的疾病。

但是現在的狀況卻完全相反，其中的差異在於，以前的人雖然沒有做太多的醫療處置，但是身體的自我療癒系統，就會讓黏液從身體的孔竅或皮膚排出；然而現在的人卻選擇將症狀壓抑，使得黏液與毒素無法排出（例如止咳或止鼻水藥物等）。這些需要排出的黏液與毒素，只好累積在身體裡面，進而產生更嚴重的疾病，例如過敏與自體免疫的疾病。

所以對於症狀，我們依病源下手，如此你才能開始更進一步，促進自己的健康，而這就是我提倡的在家療法的重點。

我有一位病人在前來求診之後，病情改善很多，她很滿意，於是也介紹她的姐姐來看診。但是她的姐姐沒有這樣的醫學觀念，在接受治療之後開始發燒，便責怪為何介紹如此的醫療方式給她。

4. 症狀是禮物，讓疾病進展變慢進而恢復健康

其實發燒有個重要的作用，在我運用「排四毒、補四缺」的治療過程中，有時也會誘導身體發燒，以促使毒素由淺層體表開始排出。在某些順勢醫學的治癌方式上，也會借用誘導發燒的方法來進行治療，是順著身體的智慧，而我們的治療方式也僅是輔助身體的自我療癒系統，幫助身體更快速地達到身體康復的目的。

這種對症狀的尊敬，是我的治療經驗與傳統西醫在治療態度上最大的不同。

大部分的人都不喜歡，甚至難以忍受身體不舒服的感覺，但是有時候身體的疼痛與發燒等症狀所產生的不適感，除了在提醒身體需要休息，這樣的不適感同時

也會讓身體的敏感度增加，你會更加明顯感受到情緒的變化。

5. 吃藥前先問自己：真的需要吃那顆藥嗎？

身體對於所接受的食物，會開始有所選擇，會想吃什麼，不想吃什麼，對於溫度的變化，也會變得非常敏感。這些對於疾病所產生的不適感，如果無法進一步的體會與感受，了解其中所隱含的意義與重要性，只是直接、蠻橫的壓抑症狀產生，或總是以藥物救急而不去理會病因所需解決的根本主因，其後就會衍生更嚴重的健康問題。

大部分的藥物主要都是治療症狀，服用藥物後症狀雖然得以減輕或消失，但這只是暫時緩解身體的症狀反應，引起身體症狀的真正主因仍存留在身體裡面，直到下一次的再次發作。

有些人依賴西藥久了，就會轉變成一種潛在的信念，認為西藥才是有效的，其實以治療來說，在藥物緩解身體症狀之外，有很多看不見的部份都是由身體接管後才真正修復的。

然而「排四毒、補四缺」並非全萬能，西醫也有其重要的貢獻，例如骨頭斷裂，就必須進行立即性的處理，或者因車禍大量出血危及生命時，就必須進行血管重建手術，讓心血管系統可以順利地快速連接，而將血液引流至所需之處，來避免休克或是因為組織缺血，而造成器官的壞死。

但是，如果你的疾病並非緊急的、結構性的（像骨折、車禍大量出血），對於慢性與日常的身體健康而言，成為自己的醫師，是更為重要的。

第 2 章

從疾病到癌化的六個階段

1. 疾病發展的歷程，就是症狀到疾病的演變

我們常覺得，如果從感冒、流鼻水進展到咳嗽、支氣管炎，是因為細菌或是病毒讓身體惡化所致，但是我們往往忽略這是人體本身的抗病能力。

當一波流行性感冒來襲的時候，並不是每個人都會得到流感，原因就在於每個人身體的抗病力有強有弱。例如，老年人或是臥床的植物人非常怕流行性感冒，但是年輕人就沒那麼怕，為什麼？這是因為抗病力不同。那麼抗病力的強弱又取決於什麼呢？

中國醫聖張仲景原本是東漢的太守，整個家族因為瘟疫從數百人死到剩下數十人。因此他承續《黃帝內經》，開始研究醫理，並且在醫理、醫法、醫方、醫藥上總結他的治病經驗，最後撰寫成《傷寒雜病論》。後代人再將其《傷寒雜病論》分成《傷寒論》與《金匱要略》。

2. 六經辨證理出每個症狀的調理重點

張仲景在《傷寒論》對於疾病進展的診斷，提出了六經辨症。此辨症當中，將人類的器官分為六個經絡類別，並且依照經絡的不同，分為六期。

第一為「太陽期」，主要行手太陽小腸經與足太陽膀胱經；第二期為「陽明期」，為足陽明胃經與手陽明大腸經；第三期為「少陽期」，有手少陽三焦經與足少陽膽經；第四期為「太陰期」，是手太陰肺經與足太陰脾經；第五期為「少陰期」，有手少陰心經與足少陰腎經；第六期則為「厥陰期」，手厥陰心包經與足厥陰肝經。

因於張仲景的家族成員曾有大量死亡的悲劇，在《傷寒論》中雖然沒有準確的解剖學上的描述，卻有非常多與疾病之間鬥爭的實戰體驗。因此在《傷寒論》中更將《黃帝內經》的中醫觀點，在治病的理法方藥上將之推向了高峰。

以下簡述《傷寒論》的六經辨症（請參見《破解癌症：癌症是症不是病》）：

第一期：發汗功能不良的「太陽期」

太陽期的症狀為身體無法發汗、手腳冰冷。很多感冒的病患都有這些症狀，此時體內的微循環受到破壞，以至於發汗的功能不良。

在中醫的治療中，強調需要透過桂枝湯、麻黃湯、桂麻各半湯等藥材，協助微循環回復其功能。只要能夠對症下藥，辨症論治，疾病就會很快痊癒。

建議大家讓自己大量流汗，排出寒氣，重建微循環來恢復。若是疾病在此期無法回復微循環功能，加上發汗不良，毒素無法排放時，就會往下一期陽明期或少陽期發展。

第二期：自由基過多的「陽明期」

陽明期的病人，身體的機能尚佳，胃口好，但是身體容易發熱，容易便秘，這代表此人胃部與大腸中有很多食物與宿便累積，導致體內的自由基過多，但不至於太影響身體的機能。此期的病人會有易熱、體態不正常的狀況，如肥肝的現象。

第三期：淋巴循環不良的「少陽期」

少陽期又稱為半表半裡期。此期的毒素已蓄積在皮膚之下與內臟之外，也就是在淋巴與膽囊之中，故稱半表半裡。少陽期的主要特徵為肋下痛、間歇性的發燒（例如：發炎反應）、忽冷忽熱，此與膽汁排放不良、淋巴毒素累積所引起的發炎反應有關。

此時會出現膽汁無法排放而囤積於膽囊、膽道與肝臟中，三焦經也開始出現淋巴循環不良或淋巴發炎等症狀。

第四期：毒素累積體內的「太陰期」

我們身體內的黏液與毒素排放管道主要是在大腸，所以當有宿便排放不良的狀況，黏液無法從大腸正常排放，於是從淋巴循環中，往身體的空腔，例如肺腔與腹腔流竄、堆積。

黏液即是免疫系統所產生的膿或痰，包括白血球、死亡的病毒，或細菌及體內的黏多醣蛋白等。若化膿的物質累積過多，就會進入太陰期，化膿物質也會進入整個腹腔或肺腔，產生所謂的脾濕現象。更嚴重時，會累積在關節處，此乃因肺腔與腹腔，已經無處可累積，於是就往關節處堆積所致。

所以一般關節炎或過敏的病患，在肺部與腹部有大量的黏液，必須要先行排除這兩個空腔中的黏液，才能減緩症狀的不適。

第五期：毒素進入心臟、腎臟的「少陰期」

疾病從太陰期發展到少陰期時，是因體內空腔的黏液、毒素太多，而往更深的內臟處累積，進入腎臟、心臟。

所有的內臟之中，生命力最強者屬肝臟，再者為心臟。心臟因為夠熱，所以不容易有癌症發生；因為癌症喜歡低溫與有積水、或是積聚黏液，且微循環不良之處，而心臟剛好無法提供癌細胞喜歡的環境。

因此首先發病的器官通常為腎臟，造成腎臟衰竭後，接著影響到心臟，產生肺積水、心室肥大等疾病。

第六期：病入膏肓的「厥陰期」

毒素的累積，從腎臟到心臟，然後乃至肝臟與心包膜。肝臟可能因毒素或膽汁過多且瘀積，導致功能受到損壞；在肝臟的毒素，會進一步進入心包膜，造成心臟無法活動而停止功能。

中醫所說的「病入膏肓」，即是指心包膜相對應之處，當毒素累積於此，就很難排出，因為此處是微血管循環最差之處，也是毒素最後累積之處。

《傷寒論》已經將毒素累積的路徑與產生的疾病明顯點出同時也提出病症的處置之道。所以在《傷寒論》中，已經清楚地規範如何治療疾病，並指出這種疾病產生的原因。

3. 當自己身體的醫師

現代人的疾病、症狀，除了致死率高的傳染病以外，很多的慢性疾病已經走向醫不好但也不容易死掉的新醫療時代。過去很多病可能會導致快速的死亡，到現在已經變成慢性疾病，要面對的是藥物治療可能帶來更多的慢性病種類與身體不適又無法消除的狀況。

我從西醫走向自然醫學然後接觸了幹細胞療法，我在治療疾病上的方法，越來越簡單，也越來越符合每個人可以當自己醫師的概念。

根據張仲景的醫學理論，加上我幾十年的臨床經驗，我以「排四毒、補四缺」來讓身體達到健康，是一種可以在家的療法，就是一種體驗醫學，從症狀著手，可以應用在大多數病症上，除少數的疑難雜症或是癌重症病人需要情緒的輔助，其實你自己就可以做自己的醫師。

第 3 章

排四毒

毒素累積會讓人變老、變醜，甚至生病、致癌

1. 80％的症狀，你可以不藥而癒

當你了解到症狀是怎麼來的？同時明白接下來症狀會帶給你什麼疾病？你就可以為自己的身體下功夫。而這個功夫，我稱它為「排四毒、補四缺」。

這個方法非常簡單，原則就是尊重身體的自我療癒機制與反應，而不宜有過多的介入與干擾。在尊重身體自然運作的原則下，採用「排四毒、補四缺」的方式。

「排四毒」就是藉由身體的四種排毒管道將體內毒素排出。若能讓體內的排毒路徑暢通，也能防止更多衍生的病症發生。堆積在體內的毒素過多，容易讓症狀越來越嚴重，這會讓身體的免疫系統開始攻擊反應而產生各種症狀，甚至衍生各類棘手的疾病，包括關節炎以及過敏等疾病，嚴重時甚至會有癌症等重症問題。

「補四缺」即是補充一般人身體最易欠缺的物質能量，現代人一般普遍有營養失衡與身體因毒素堆積導致身體許多症狀無法解除，甚至快速老化的問題，若能針對每個人的狀況給予適當的營養補充，就能讓體力與體能得以恢復，抵抗病原的能力也就會隨之提升。此時身體本身就是最好的醫院，而你可以當自己的醫師，幫助自己抵抗防禦各種外來的致病原，也可有效地修復身體細胞因日常生活所受到的耗損。

「排四毒，補四缺」治療醫理

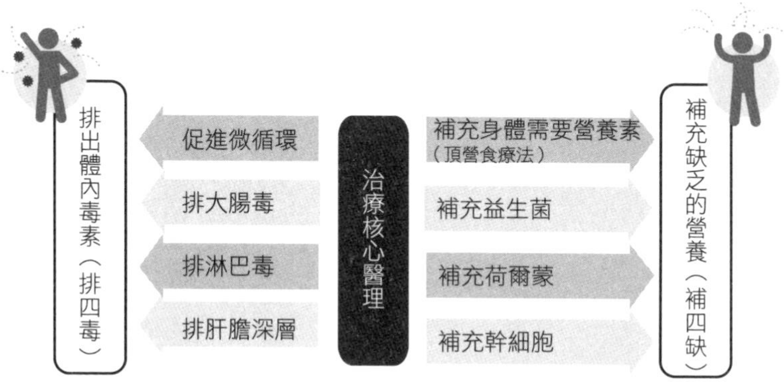
排出體內毒素（排四毒）
促進微循環
排大腸毒
排淋巴毒
排肝膽深層
治療核心醫理
補充身體需要營養素
（頂營食療法）
補充益生菌
補充荷爾蒙
補充幹細胞
補充缺乏的營養（補四缺）

2. 排毒順序很重要，由淺層到深層的四通道

一般坊間排毒的方式相當多，但為什麼效果不彰？最主要的原因是這些方式沒有系統，大部分都採取單一方法，主張流汗排毒就只研究流汗；強調排宿便就只針對宿便問題，大多都是各自進行，採用單一方式的排毒效果自然有限。

我從小身體不好，自從大學二年級時開始鑽研氣功後就逐漸好轉，於是開始接觸了許多各式各樣的排毒方式，所以我常常思考：「為什麼這些排毒方式效果不好？」

一開始我先研究《傷寒論》，接下來再研究同類療法，我開始排列組合各種排毒的方式，比較各種方式的效果，於是我逐漸架構出一個正確的排毒系統的方式，每本書我都會提到，這是因為他們非常重要。

我常認為病人就是我最好的老師，為了治好每一個病人，我常常會去思考各個治療環節，也因此得出許多珍貴的結論，其中最重要的是「排毒的順序」。

排四毒：促進微循環、排宿便、淋巴與肝膽排毒

首先，一定要先進行淺層排毒，再進行深層排毒，如果順序不對，不僅毒素排不出去，甚至會讓毒素累積更多，就如同一個水溝進行疏濬工程，一定要先把最接近排放處的地區先挖通，再逐漸往上源挖，這樣髒水才能順暢排出水溝外面。如果順序不對，就可能讓所有的髒水都堵在排放處，反而更髒、更臭，甚至最後滿溢出來氾濫成災、形成瘟疫。

不要小看這些理論，每本書都要講過一次，因為這就是治病的原則，更是健康的基礎。我主張的排毒方式一定是先進行表淺排毒、再到深層排毒，所以順序應該是：促進微循環、排宿便、淋巴排毒、肝膽排毒。

如果希望排毒效果很快見效，前三個步驟可以同時進行，持續大約一至兩周之後，

再進行深層的肝膽排毒。主要原因是腸道中的宿便如果沒有排乾淨，在這樣的情況下又太快進行肝膽排毒，那毒素就算排出肝膽，同樣堵在腸道上，時間一久，身體反而會再次吸收毒素，就會毒上加毒、狀況更嚴重。

運用此四大排毒（泄）路徑，可將體內多餘或有毒物質加以疏導、排除，就如同大禹治水一般，使毒素、代謝廢物、黏液……等順利排出，並且透過消除過多的自由基，以及微循環重建等處置，這樣身體機能要回復健康就容易多了。

以前我用於治療疾病，現在把方法變得越來越簡單，就是要告訴大家，你們真的可以當自己的醫師，按表操課，就能獲得健康。

3. 排毒通道①：「蒸腳」重建微循環

微血管遍布全身各處，當血流透過微小動脈進入微血管網，就會將養分送入，然後再從微小靜脈把細胞代謝後的毒素排出，這就是微循環的過程。

微循環是所有排毒的基礎與關鍵，可以讓壞東西出去、好東西進來，微循環包括血管、汗腺，一個人的微循環如果良好，會容易出汗、手腳溫熱、睡眠好、腸道也會好。

所以當微循環暢通時，自然會變得比較容易出汗。其次，打通微循環之後，因為氣血不會一直累積在身體的上方，而會順暢地在全身遊走，所以睡眠品質會明顯改善、手腳也會感到溫熱。

再者，依據中醫理論，心臟跟小腸互為表裡，而小腸裡的微血管密度最高，如果把活人的小腸解剖切開來觀察，你會發現是鮮紅色的，這是因為小腸的功能是吸收養分，所以當微循環很好的時候，腸道環境也會跟著變好，就能吸收更多養分。

如果把人體的大動脈假想成高速公路，這些微循環就如同一般道路、甚至鄉間小道，一旦微循環不好，就如同偏鄉地區缺乏物資、又堆滿垃圾，這就是身體很多細胞的處境，當細胞活力不佳、功能不好，累積過多毒素之後便會引發各種症狀甚至嚴重的疾病都跟這個有關。

手腳冰冷或不易流汗，就是微循環不好

要知道自己的微循環是否暢通，可以觀察兩個指標，一是手腳是否冰冷，二是否不容易流汗，如果有其中一個徵兆都代表微循環不佳。另外，如果睡眠品質不好或

經常失眠，也可能代表微循環已經堵塞。

微循環就如同我們身體的轉運中心，各種養分及毒素在此聚集、交換之後，被帶往下一個目的地。如果身體某處的微血管循環不好，毒素就會累積在該處的細胞中，細胞所需的營養素也必定不足，身體就會開始出現不適感，最終就可能造成該處細胞病變甚或癌化。

德國體育醫學院的龍頭艾倫特斯博士（Dr.Ernst）發現，所有的運動選手中，唯獨馬拉松選手沒有罹患癌症的病例。因此，艾倫斯特博士為了找出不會得癌症的原因，不斷的研究，結果發現一項驚人的事實。

艾倫斯特博士採集了每天跑步三十公里以上的馬拉松選手的汗水，分析其汗水的成分，結果發現汗水中含有鎘、鉛、銅、鎳等之重金屬物質。這些重金屬是致癌物質中非常致命的毒素，也難怪很多排毒法中，很多醫學專家會特別重視身體的排汗。

經常流汗，免疫力增加三〇％

東洋醫學認為，微循環好的人可以增加三〇％的免疫功能。當然，微循環並不是直接針對免疫細胞去增強功能，它是針對免疫細胞的通道去處理。

以我二十多年的臨床經驗來看，都在在印證微循環是身體排出毒素的重要關鍵，因為它可以打通每個細胞之間的管道，毒素或垃圾可以順利排出，能量與營養也可以充分吸收，所以是解決身體症狀最重要的第一步。

經常覺得全身不對勁，卻總是找不出原因，甚至痠痛問題，就算吃了止痛藥還是沒有效果？於是到處看醫師、進行各種檢查，聽很多專家分析原因等等，但各種西方醫學的方法都試過了，還是找不出病因。最後就被西醫歸因於心理因素。

事實上，要解決全身痠痛的問題非常簡單，與微循環是否暢通大有關係。以現代人常有的症狀：痠痛來說，就有二大原因，首先是神經發炎，再來就是氣血循環不好、代謝廢物排不出去，於是神經就泡在那些髒東西裡面，所以就會疼痛。

這個道理有點類似平常缺少運動的人，突然去參加馬拉松比賽，結果跑完之後會覺得腿部肌肉非常痠痛，那是因為腿部代謝出過多乳酸又無法完全排出去，於是乳酸堆積就會產生痠痛。其實全身痠痛也是類似這樣的道理，因為局部的髒東西排不出去才造成痠痛，只要促進微循環就能解決。

這是很簡單的道理，但是按照西醫的方式，先給症狀減緩的藥物或物理治療，若無法減緩，往往就是需要繞一大圈、各種專家進行各種檢查。以我臨床上的經驗，只要打通氣血循環，就解決了。換句話說，就是重建微循環。非常簡單，相信大家都做得到。

發汗，是身體的微循環功能良好的徵兆

現代人身體往往是在運動後，微血管循環才能夠運作得特別旺盛。那時候你會全身大汗，一般正常的狀態，汗會是溫熱的，微滲出皮膚，且全身都會出汗，這就是你的微循環重建了，不會特別只有某個部位出汗，也不會盜汗冒冷汗。

可惜現在人運動不多，即便這幾年盛行騎腳踏車、快走、上健身房，但是每過一段時間可能就又停止了，停止的原因很多，例如無法天天有時間進行。

對於很多嚴重的癌重症病人，我雖然會建議他們去快走，但他們往往沒有體力可以去走動，稍稍一走路就喘，體力不行，完全沒有辦法做到全身流大汗，並且持續每天多次的運動。

自從我發現蒸腳方式以後，這七、八年來我所有治療的病人，我都會要求他們一定要蒸腳，因為它比快走容易做到，容易流汗。而且我發現，不單單只有流汗，甚至微循環重建的狀況都比我想像中的快。

蒸腳出大汗，提升免疫力從腳開始

過去我發現很多病人沒有體力運動，在必須讓他們流汗的前提下，改而要求病人泡澡或是泡腳。於是我以艾草及藏紅花，設計一款用於發汗的藥包，目的就是要讓身體循氣，並且打通血路，來幫助身體微循環可以重建。

但是泡澡（腳）效果沒有預期的好，因為水溫很快就涼了，即便有設備可以固定水溫，很多人還是無法流汗，所以需要泡的久一點，這時候反而會造成皮膚毛細孔阻塞等問題。

直到有一天，我發現可以採用蒸氣來取代泡腳。

「蒸氣」讓全身冒汗的速度比泡腳來的更快，再加上雙腳是我們人體面積最大的器官，足足占了身體的三分之一以上，而且雙腳屬於末梢，再加上毒素的累積是由上而下，毒素最容易累積於雙腳，過去台灣人民曾因為重金屬污染引發烏腳病即是一例。

所以，雙腳是最適合促進微循環的部位，但這中間發生了一件事，讓我決定自己開發蒸腳桶，原來的蒸腳桶都是一般泡腳桶改良的，蒸氣透過管線來到桶子內，但連續遇到幾個長期蒸腳的病人，症狀反反覆覆，而且加劇。

研究許久才發現，連接蒸氣到桶子內的管子，無法清理，打開後裡面佈滿了污垢，甚至有長黴，原本是要把毒排出來，反而把管線裡的毒隨著蒸氣蒸入體內。

那時候開始，我找遍蒸腳桶，全都是外接的，沒有內建的，就因為這樣，我才自己開發，把蒸氣內建於桶身內，污垢看得到，不會再破壞我要病人蒸腳的用意。

紅紋位置、顏色，透露你的健康狀況

隨著每個人身體狀況不同，我在病人身上發現，他們的雙腳上在蒸腳之後，會出現不同顏色的紋路，甚至有水泡的發生，而且分布在不同部位。

而這些部位剛好對應了《傷寒論》對於疾病進展的診斷的六經辨症，在我長期觀察病患蒸腳後的反應，並且與以前在北京念中醫，後來成為針灸師的涵甄，一起討論研究，結合中醫經絡位置搭配蒸腳後留在腿上所發展出「紅紋地圖」二・〇版（請見一八八頁），這些紅紋範圍大約在大腿前三分之二處以下至腳底。

以臨床經驗看來，大多數人通常剛蒸完腳就會立刻出現紅紋，身體狀況好的話，紅紋很快就會退去，若紅紋停留在腳上的時間愈久，代表身體毒素愈多，此時更應該持續蒸腳，以讓毒素能夠加速排出，當體內毒素變少時，紅紋停留的時間自然就會縮短。

除了紅紋的位置，我更進一步發現，紅紋所呈現的顏色，是決定健康問題是輕微還是嚴重的關鍵。

你的身體會因為毒素累積於身體深處或表淺以及排毒通道阻塞的情況，反映在紋路上。如何對症做調整，簡單來說，就是以紋路呈現的青、白、粉紅、暗紅、黑等顏色來分。

暗紅色是飲食問題，黑色代表有重金屬

其中粉紅色代表微循環很好、身體健康，這往往在蒸腳結束十分鐘後就會退去。

暗紅則代表有毒素累積，如果暗紅出血一大片或呈現點狀出血，代表微循環已經被破壞，所以微血管變得很容易破裂，暗紅也是臨床上最多人出現的顏色，而且很多年輕人都是蒸出暗紅色，都是因為吃太多肉類或精緻食物。

黑色則是顯示毒素累積相當多，通常一開始會呈現一大片黑色，後來會變成類似黑斑的樣子，這代表體內有重金屬毒素需要排出，但又排不出來，所以會變成黑斑，

只要再繼續蒸腳排毒，等到毒素排出來之後就會恢復回原來的膚色。

白色者體質偏寒，青色為體質極寒

除了毒素之外，許多人則是有寒氣過重的問題，這時紅紋就會呈現白色或青色，白色顯示身體內有寒氣，青色代表寒氣更重，嚴重時甚至可能有小水泡。很多女性體內偏寒，所以容易手腳冰冷、腸胃不好，生理期時還會嚴重經痛。寒性體質的人蒸腳後的紅紋會有白色或青色區塊，但是如果透過持續蒸腳促進微循環後，體寒的現象就可獲得改善，許多婦女病也會有明顯的好轉。

簡單來說，以我的臨床經驗看來，蒸完腳後先確認腳的紋路，是紅、粉紅、青、白，若是粉紅的顏色，大致上十至十五分鐘就會漸漸散去這代表身體的健康狀況很好。

若紅色留下來的時間越來越長，持續的蒸腳，後來會有一段時間不會退去，這時候顏色甚至可能越來越深，這代表這個這個位置的毒素較深，甚至有所謂的重金屬毒物，顏色呈現從紅、暗紅、黑（請見一八八頁，或掃描 QR Code）。

全家健康
解決方案

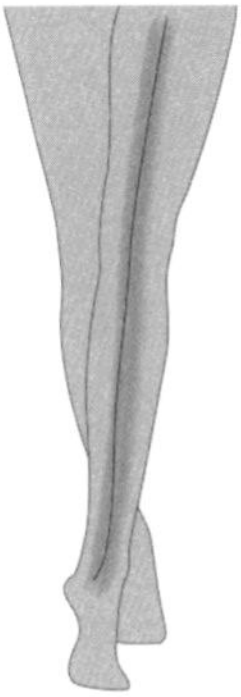

對應臟腑：膀胱、泌尿系統、腎臟、免疫系統

情緒表現：抗壓力不足、生活上表現消極

健康危機：注意背痛、腰痛、感冒的問題

紅紋位置：雙腿後側的表面

對應臟腑：胃、大腸

情緒表現：固執、容忍度較低

健康危機：痤瘡、胃痛、噁心、脹氣、便祕、顏面神經的症狀

紅紋位置：雙腿前側，脛骨外側

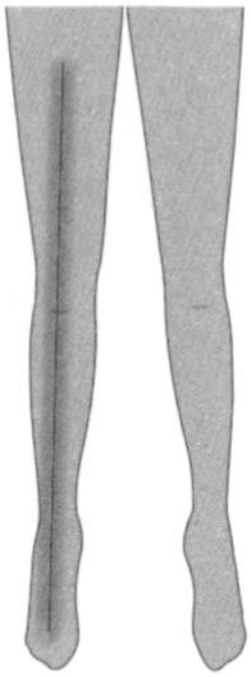

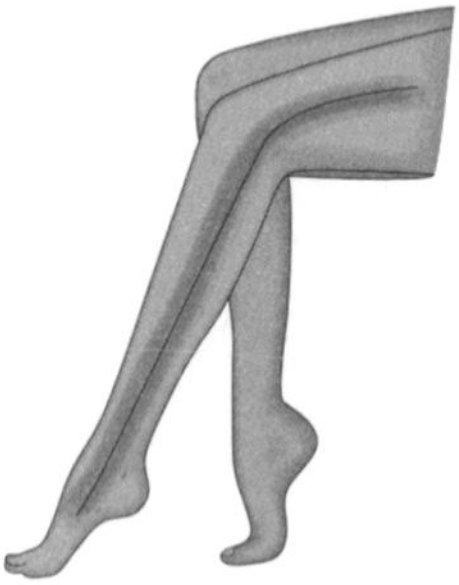

對應臟腑：膽、肝

情緒表現：缺乏勇氣面對外在挑戰、不夠果斷

健康危機：膽幫助肝臟將毒素及有害的自由基排出肝外。但現代人肉食過多，膽汁過於稠密，容易產生結石，膽汁不易排放造成膽汁淤積；也造成肝功能不良而引起偏頭痛及輕微的失眠

紅紋位置：雙腿外側的中間

紅紋地圖 VS. 臟腑對照圖

對應臟腑：脾臟、胰臟、小腸、肝臟、免疫系統

情緒表現：思慮太多或不理性

健康危機：所有的消化功能，在中醫統稱為脾，包括小腸的吸收、肝臟養分的轉換、胰臟分泌的胰島素等。脾功能失調會造成消化不良。

紅紋位置：雙腿內側前緣靠近脛骨

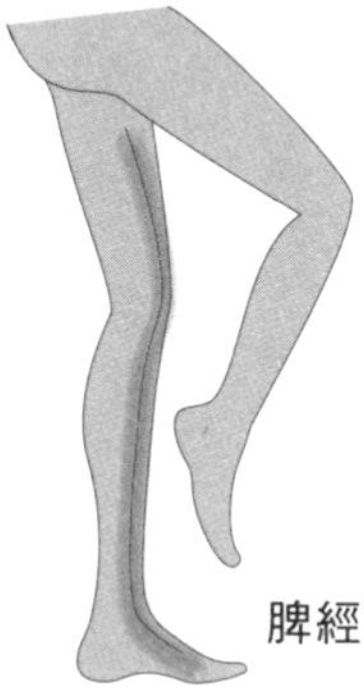

脾經

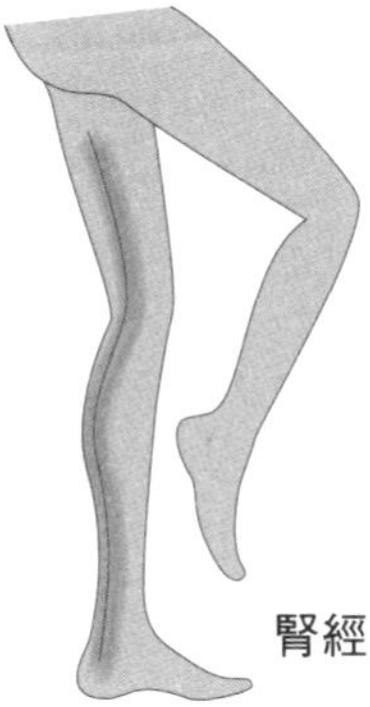

腎經

對應臟腑：腎臟、生殖系統、神經系統

情緒表現：恐懼、意志力薄弱、創造力不夠

健康危機：生殖、泌尿、脊髓、水腫、婦科、喉嚨痛、骨質疏鬆、自律神經失調。腎有狀況，腰部易沉重、疼痛、發冷

紅紋位置：雙腿內側後緣

對應臟腑：肝臟

情緒表現：易怒、壓抑情緒、對生活失去興趣

健康危機：肝經是最常出現紅紋地圖的經絡。肝臟問題跟台灣人的居住環境和生活習慣有很大的關係，台灣人習慣晚睡，喝酒精性飲料，都會影響肝臟。蒸出來若膝關節很紅，也代表肝臟不好

紅紋位置：雙腿內側的中間

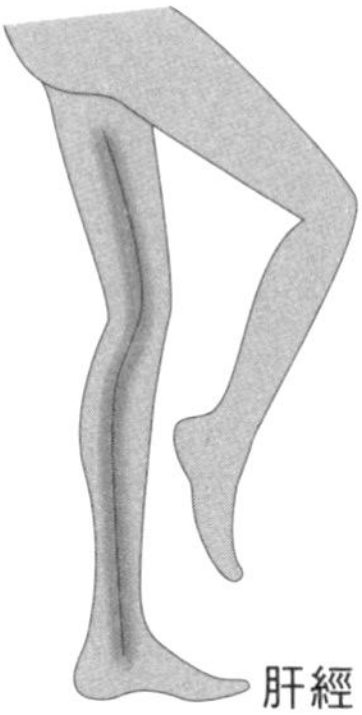

肝經

起水泡表示心腎功能不佳、微循環差

若蒸完腳，連粉紅的顏色都沒有，只出現白、青，這種大多是身體的寒氣、虛、冷的問題，這時候長期蒸下去以後就會漸漸地恢復到蒸完腳就是粉紅色，這就是代表身體的寒氣已排除。

但是也有不少人會開始變紅、變深紅，甚至到咖啡或黑色，回到像第一種狀態，這是因為體內還有重金屬毒素，此時就要開始要進行重金屬的代謝，只要重金屬排完，紋路就會開始淡去，恢復到正常蒸完的粉紅色，十至十五分鐘後就回到正常顏色。若是顏色很久都沒有退去，就顯示身體有狀況，停留越久代表狀況越差。

另外還有一種狀態是，腳可能一開始蒸腳就會起水泡，這表示身體的心腎功能及微循環都很差，身體的黏液也非常多的。

若起水泡，蒸腳一定要採低溫，並且不要把水泡弄破，慢慢的水泡就會被吸收。期間有些人在病症好轉時也可能又產生水泡，記得一樣保持低溫蒸，一樣不要把水泡弄破。

紅紋的顏色，會有各種狀況，也會隨著身體退病的狀況，一下紅，一下黑，一下又青又白。這都與持續蒸腳與生活狀態有關，但是重點是在我們要讓自己恢復到每次蒸完粉紅，然後十到二十分鐘就會退回還沒蒸腳的狀況。

4. 排毒通道②：掃光腸道垃圾，輕鬆排宿便

正常排便只是基礎，但要讓自己健康，就得從停留在你大腸的宿便多寡來下手，宿便多，大腸的功能就會降低，甚至阻塞。

我所說的宿便，就是指卡在腸壁上的糞便，其實網路上這類的影片相當多，發明大腸內視鏡的日本醫師新谷弘實就曾經提出一個理論：「如果一個人從胃視鏡與大腸內視鏡下觀察，發現胃壁與腸壁乾淨、狀態良好，那這個人通常相當健康。」新谷弘實醫師也以大腸內視鏡來顯示肉食者與素食者的腸道差異，透過影像真實呈現我們的腸道狀況，從影片中可以發現肉食者的腸道真的很髒。

一般黏附在腸道上的宿便，會與腸黏膜產生反應，進而導致腸黏膜產生病變，腸的吸收會受到阻礙，也容易吸收一些黏附在腸壁上的有毒物質，並且藉由腸壁的腸

漏現象，由微血管吸收後，進入血液送至身體各處。這種有宿便的病人，他們身體內血液的狀況可想而知，全身的淋巴與血液，都會受到來自腸壁上毒素的污染。

我小時候都是走路上學，因為那時候還有很多牛車，所以常常在路上看到牛糞，只要那條路上有牛糞，整條馬路就相當臭。這道理就跟我們身體的狀況一樣，只要有宿便，整個身體的器官、血液等等，都會受到這股臭氣影響，即使一個人每日排便正常，也無法確定他身體內有無宿便堆積。

可想而知我們的腸壁若卡滿又髒又臭的糞便，除了會破壞腸壁，讓大腸無法排出黏液之外，這些糞便本身也一直在釋放毒素，影響淋巴跟血液循環，在這樣毒素排不出、甚至愈積愈多的情況下，身體健康怎麼會好？

不用大腸鏡，三招自我檢測有沒有宿便

大腸是排放黏液最主要的管道，所以如果腸道環境不佳，或是有嚴重宿便問題，就會導致身體中大量的黏液無法排出。

於是，黏液就會開始堆積在我們身體各個部位，進而產生各種發炎反應，堆積在鼻子就形成鼻竇炎；堆積在肺部就變成肺炎。所以打通微循環後，另外一個值得注

意的指標就是，清除腸道中的宿便，讓大腸的功能維持順暢。

如何知道自己有宿便？除了做大腸鏡，你可以經由以下三個方式知道。

1. 觸摸自己的腸子部位，如果能從肚皮上摸到後腹壁，就代表沒有宿便。

沒有宿便的腸道就應該如此柔軟，你去觸摸很多小朋友的肚皮，幾乎每一個都能壓到後腹壁，肚子相當柔軟，因為小朋友的身體還相當純淨，總是能快速清除身體裡面的廢物，所以幾乎沒有宿便問題。

但隨著年紀增長，吃下愈來愈多肉，產生很多宿便之後，就變得不容易做到了。

2. 每天排便的次數少於兩次。

許多人認為天天都有排便，就代表沒有宿便問題，這樣的觀念是錯誤的。根據我們消化食物的速度來看，當我們吃下東西過後，大約過兩餐的時間，就應該消化完畢、排出糞便，所以按照這樣的速度，一天應該至少排便兩次，甚至更多次，才能把吃下的食物完全消化排出。

舉例來說，一歲以下的嬰幼兒身體運作機能相當好，不會囤積大量廢物在身體裡面，所以吃下去的食物，總是很快就消化完畢排便出來，就是一樣的道理。

3.大量吃肉蛋奶及精緻食物必有宿便。

每天吃很多肉蛋奶食物的人，就算一天排便五次都一定還有殘留宿便，因為肉蛋奶產生的黏液太難排乾淨了，你可以發現當這類食物吃很多時，排出的糞便就會相當黏稠，甚至黏在馬桶內怎麼沖都沖不掉，因為糞便中的黏液太多了，所以它一定也會黏在腸壁上。

大家思考一下，糞便處在馬桶那樣有斜度的位置，用又急又大的水沖它都還沖不掉，那它黏在腸壁上又怎麼會輕易排出體內？由此可知，只要飲食習慣不佳，就一定有宿便。

我研究排宿便的時間相當久，從我出來開業當醫師起，就不斷去研究如何清除身體中累積的宿便，後來我取得一份草本配方，再利用十多年時間慢慢修正，得出最佳的草藥搭配方式。

這些草藥能夠有效促進腸道蠕動、分解黏液，先降低宿便的黏稠度，再加入纖維，讓腸道中的益生菌有食物來源，這樣排宿便的方式至少持續一個月，就能改善腸道環境，逐步清除宿便。

5. 排毒通道③：降低身體發炎，清除淋巴毒

宿便問題解決後，接下來就是更深層的淋巴毒與肝膽毒。

毒素在身體的累積方式，是由表到裡、由外到內、由上到下的，也就是微血管循環↓背部（膀胱經）↓腸胃道↓膽囊與淋巴系統↓腹腔與肺腔↓腎臟↓心臟↓肝臟的過程累積。

所以如果皮膚不能發汗（可能因為受寒或其他原因），腸胃道有宿便，而肝膽也被穢物堵塞的話，這時才會透過由淋巴系統啟動免疫反應（發炎），處理過多的毒素以及因腸漏症而來的過敏原，所以如果你的身體有發炎反應，就表示你的皮膚、大腸與肝膽等排毒的路徑，都已經受堵了。

一個人淋巴累積毒素，容易表現在皮膚上，所以看皮膚狀況就可以知道，假設皮膚有疹子、顯得暗沉、很多青春痘、皮膚炎，也容易表現在關節處，各種紅腫熱痛的發炎現象，這時候身體的自由基會過高，也就是中醫師說的上火。

More

85%的疾病，都跟自由基有關

自由基究竟是什麼？它是具有不成對的電子，且帶有電荷的離子團，它會與細胞膜競爭膜上的電荷，進而改變整個細胞膜的膜電位。

當細胞膜的電位改變，就會使得細胞產生不正常的運作，進而導致身體中組織功能或內臟器官受損，最後引發身體老化與死亡的結果。抗氧化自由基理論之父鄧哈姆•哈曼（Dr. Denham Harman），曾於一九五四年提出自由基的觀念，並且證實它是造成身體疾病與老化的重要因素。

此一理論在一九九五年獲得諾貝爾醫學獎。近年來，對於自由基的研究指出，八十五%的疾病直接或間接地，跟自由基含量過高有關。

癌症、心血管疾病、慢性病，都由發炎引起

淋巴毒素排出其實是一條很迂迴的排毒路徑，因為淋巴系統啟動免疫反應，所殺死或是中和毒素仍會透過血液循環送回肝臟，此時如果肝膽的管道受堵，這些受免疫反應處理過的毒素，則又必須重新回到血液、由腎臟排放。

此時，腎臟處理淋巴中毒素的工作量也馬上飆高，造成腎臟的負擔過重，而過程中又會產生大量的免疫反應，在長久的積壓之下，就成了慢性發炎，那麼離慢性病或是癌症發生的時間就不遠了。

想預防這樣的情況發生，關鍵就在身體另外三個排毒路徑必須保持順暢，那麼排淋巴毒這個路徑的需求量少，基本上就不會有發炎反應發生。換句話說，正常排汗、排便非常重要，只要毒素就沒有機會累積到淋巴當中，自然就不會產生免疫發炎反應，即使偶有狀況，啟動了免疫反應，只要及時讓其他排毒路徑恢復通暢，讓淋巴中的毒素可以順利排除，也就不會導致慢性病變發生。

我採用的方法是，先使用高抗氧化物來降低身體已經發炎的狀況（就是快速清除身體的自由基），同時打通身體另外三條排毒通道，才能根本解決這個問題。

所有的西醫師都知道不論是慢性病或是癌症，在病理切片上都有慢性發炎的現象。換句話說，慢性病、癌症與慢性發炎有所關聯。

依我的臨床經驗與排四毒補四缺的理論，如果皮膚、大腸與肝膽的毒素能被清除乾淨，那麼慢性病與癌症就能緩解，人體也就不需要透過免疫反應來處理這些毒素，再藉由血液送至肝臟，並送至腎臟將毒素排出；也不會在這過程中有二度污染的問題，身體也就不會產生發炎反應。

6. 排毒通道④：排肝膽中的深層穢物

肝臟是人體解毒最重要的器官。經過解毒以後，毒素較低的物質，會經由兩個途徑排出體外：一種途徑是這些減弱的毒素，會再次由微循環進入血液中，之後經由血液循環，帶到腎臟排出；另一種途徑則是經由分泌膽汁，再經由消化道排出。

這兩者之中，主要以膽汁分泌占較大的比例。膽汁會在小腸前端，十二指腸的位置分泌後進入腸道之中，之後隨著糞便一起排出體外。

肝臟排放的膽汁因多種原因而受阻，於是肝臟長期泡在堆積的膽汁當中，再加上深層穢物、膽結石、膽沙、肝沙的形成，這些都會使肝細胞變性、功能衰退與壞死，而造成這個最後才倒下的內臟，也不得已而衰竭。

如果身體長期下來，無法將累積的廢物排出，就如同長期處於類似便秘的狀態，毒素無法藉由大腸與膽道排出，所以廢物會堆積在臉部皮膚上，形成如青春痘、肝斑等症狀，我常笑稱青春痘是皮膚下的大便，這句玩笑話不是沒有道理的。

長期吃「肉蛋奶甜」，肝膽毒素一定多

現代人排便這個途徑，往往是功能不佳的，加上高蛋白、高脂、高油的飲食，使得膽汁過於濃稠，進一步造成肝臟所形成的膽汁無法順利排出，而累積在肝臟及膽囊之中。一般來說，大量吃肉蛋奶類食物的人大多都有肝膽毒素，因為吃下這些食物會讓我們膽汁變得濃稠，又因為肝臟累積毒素，所以會有一些肝臟症狀，例如容易疲倦、消化能力不好、皮膚有點黃濁等等。

這些含有大量毒素的膽汁，長時間累積後會逐漸形成結石、膽砂等固態或是半固態物質，並且在肝臟深層中經年累積，令膽汁更加不易排出。因此肝臟的穢物排泄

功能要好，先決條件就是身體排便的功能是正常的，否則膽汁長時間鬱積於膽囊及肝臟中，會逐漸造成肝膽的發炎、硬化，甚至癌化。

More

六小時排肝膽穢物法

針對肝膽深層穢物的排出，我主要使用的方法是「六小時排肝膽深層穢物法」。

類似這個方法在歐美盛行已久，強調可以排膽結石，但所謂的排膽結石其實是有爭議的，我們的重點則在排出肝膽的深層穢物，排出物可能包含小的肝沙、膽沙，並且預防膽結石的形成，但有膽結石的患者，不可以只靠這項自然療法，應尋求專業醫師的診斷，例如超音波檢查與治療。

排肝膽深層穢物的過程中，一定需要同時蒸腳，來幫助身體微循環的功能更好，降低不適。

排四毒，是在家療法很重要的基礎

以《傷寒論》而言，太陽期是微循環的發汗功能不良；陽明期是宿便的阻塞；少陽期是膽汁排放不良；太陰期是淋巴中的黏液開始堆積，這完全對應我方才提到的排四毒途徑的理論。今病與古病的差異，是因為從前的治病方法，已經無法完全對治現代人所產生的疾病或症狀。

現在毒素的毒性非常強，因此疾病的治療必須要以排毒為主，並輔以微血管循環的重建。只是體虛的病人已微血管循環不良，必須讓此病人體內的微循環功能良好之後，再進行排毒的作用。

在我的邏輯理論中，前三種排毒方式包括促進微循環、排宿便、淋巴排毒可以同時進行，但肝膽排毒就必須排在最後，而且要在前三種方式進行約兩周再開始進行，這是因為肝膽毒最為深層，必須確定淋巴、腸壁、微循環都暢通之後，才能真正排出肝膽毒。

坊間許多排毒方式就是缺乏這樣的邏輯架構，所以效果相當有限，甚至可能毒素累積更多，而按照我的方式去進行排毒，只要把按照順序進行微循環、排宿便、淋巴排毒、肝膽排毒這四個步驟，效果會加乘，疾病很快就會獲得改善，簡單而且有效。

以經驗來看，通常小朋友大多只需要進行微循環、排宿便、淋巴排毒，因為他們的身體毒素累積不像成人那樣多。

肝膽排毒可以把大量身體裡的髒水跟肝膽中的毒素排出，在這個過程中可能會上多次廁所，很多人會覺得痲煩，其實只要撐過去，身體的黏液大量排出後，很多症狀改善，幫助相當顯著。

第 4 章

補四缺

補充能量，讓身體保持健康、充滿活力

1. 身體需要的營養素：頂營食療法

身體有攝入能量、排出毒素、動態平衡與細胞修護四大功能。其中動態平衡與細胞修復功能，端賴能量攝入與排毒的效率。

換句話說，只要「毒素排的出去，再來補充身體需要的能量（營養）能入」的運作正常，動態平衡與細胞修復自然也沒問題。因此，臨床上我依照個人狀況、重點不同，將攝入能量以「補四缺」來進行。

上一代營養的問題是缺少蛋白質，現代則是食材的問題。為了使青菜蔬果、雞鴨魚肉等長得快、會使用農藥、生長激素及抗生素等，甚至還有各式各樣的加工食品。現代食物除了含有化學合成物問題外，食材所擁有的營養素也沒有以前多，所以現代人不像從前人可以攝取到完整的營養。

所謂的「適當營養」，並不是指燕窩、魚翅等高級食材，也不是一味跟隨潮流吃藥膳或生機飲食，更不是各種的維生素、礦物質等保健食品，而是「真正符合自己需要的食物」。

每個人的身體狀況不同，需要的東西也不一樣，假如你一直拚命吃自己身體不需要，甚至不適合的食物，而身體需要的卻始終匱乏，那麼這樣的飲食對健康非但沒有幫助，甚至可能有害。

依照你的症狀、體質，吃身體真正需要的食物

一般人最好的營養攝取來源，就是從三餐飲食，除非是一些有嚴重疾病的病人，才需要吃營養品來快速補充，幫助病情度過，不再惡化。

選擇食材的標準，簡單來說就是生機飲食教主李秋良女士說的：「吃當季本土、五顏六色的根莖葉水果種子」而且要盛產的。

頂營食療法是結合了醫聖張仲景之傷寒雜病論中的六經傳病理論，以及眾多當今有效食療法精要，能幫助你找出自己的缺乏、選擇適合自己的食物，即使已有不適症狀或病痛纏身，也能「對症下『要』」，都能吃到自己所需要的營養與食材。

好幾年前，我將「頂營食療法」的理論與方法集結成冊，出版了《你的體質，這樣吃就對了！》一書，果然一出版就獲得極大回響，後來我更與涵甄一起討論，結合她學中醫的經驗，除了依照症狀、找出你的體質來吃你需要的營養以外，再搭配

節氣及盛產食材將頂營食療法裡面建議飲用的莖果汁與頂營醬設計成菜單，讓大家在家就可以自己照著做，健康保健在你的日常生活中自己就能做到（請見第七章）。

2. 益生菌：腸道健康，防萬病

補充益生菌，是因為現代人的生活習慣，舉凡便秘、皮膚炎、慢性病藥物的使用、工作壓力、外食等等，都會大量的消耗體內益生菌。例如脹氣，就是身體的產氣菌過多，益生菌缺乏的結果。

身體的益菌往往是不足的，剛開始益生菌被認是定殖在腸道的，所以被大量應用在跟腸道有關的疾病上面。後來被發現除了大腦之外，腸道是人體中神經密度最高的部位，擁有「第二個腦」的封號，掌管著七〇%以上的免疫功能。

大約有將近五百多種菌群生活在腸道之中，而腸道中分布著好菌與壞菌，其中好菌可以協助重建腸道，促進消化與免疫功能，所以開始大量的被使用在過敏及自體免疫的疾病上面；近年有研究發現，除了腸道，身體還有很多地方也有益生菌定殖的地方，所以被用於各種疾病身上，例如：憂鬱症、失智症、肥胖等相關健康問題上。因此，補充益生菌已經是這個世代的人長期需要的，除非你可以改善上面的生活形態與生活心態。

光有益生菌不夠，益生菌需要食物跟好的生存環境

市面上的益生菌非常多，而現在吃益生菌已經非常普遍，菌種的種類也很多。原本我以排四毒的概念，在排淋巴毒的同時，補充芽孢乳酸菌，並未在益生菌上花太多時間。

一次偶然的機會，因為孩子需要補充大量且多種的益生菌，我開始在市面上找，結果發現台灣的益生菌很多菌種都是很好的，但卻在益生菌裡面加入調味劑、賦形劑、甜味劑。我實在無法讓孩子為了吃益生菌，反而吃進了許多的化學物質跟糖，即便都是安全的劑量，也無法接受。後來，我決定自己研發複方型的益生菌。

除了益生菌以外，這幾年在國外進行醫療交流時，也接觸過益生菌的專家，他告訴我：「服用益生菌時必須同時補充益生菌食物，不然吃再多益生菌，益生菌還是會死，會讓人覺得剛服用益生菌有效，後來就漸漸無效了」這件事我一直記在心裡。

當我自己選擇益生菌時，也同時把益生菌食物，及益生菌生長環境都考量進去，而設計出來要給我的孩子吃的益生菌。簡單來說，把腸道比擬成土壤，益生菌比擬成種子，蔬果的纖維質作為肥料，只要挑選出最適合的菌種，益生菌就能在肥沃的土壤中成長茁壯，同時還能透過抗氧化物成分的協助，幫助體內毒素排出，恢復健康的腸道環境，避免過敏原或毒素透過腸壁進入體內。

當這些都具足時，我開始請工廠幫我生產，這時候我才知道為什麼我找不到可以安心給孩子使用的益生菌，原因在最後的包裝。

我希望採用粉劑形式，畢竟對孩童來說比較容易服用，但由於我堅持不添加糖粉、色素等人工添加物，所以代工廠說這樣沒辦法做成粉劑，原來做成粉劑需要加入減稠劑，就一定必須添加人工添加物，代工廠甚至表示是第一次聽到有人要求不要加入任何添加物，但這是我的堅持，小朋友年紀還那麼小，身體的解毒功能都還不成熟，怎麼可以吃下這些添加物？這也是我為什麼要開發益生菌的主要原因。

最後，我仍堅持完全沒有甜味，但奇妙的是，沒有小朋友會排斥，而且因為沒有添加物，也不像市售一些益生菌產品限制幾歲以下孩童不能吃，一出生的寶寶就能吃，可以將膠囊剪開加入寶寶的水或食物中。

吃益生菌，你非知不可的重點

1. 飲食調整效果更好	● 飲食比例若能調整植物占 7/8、肉食占 1/8，益生菌的存活率更高，也能延長益生菌存活時間。
2. 有包膜技術隨時可吃	● 很多益生菌會特別註明飯前或飯後吃，主要是擔心益生菌是否能安全抵達腸道，如果採取目前最多高達 3 層的包膜技術，就不必顧慮服用的時機點，隨時都可以吃。 ● 益生菌是保健品，所以不必與其它保健品錯開服用時機。
3. 孕婦嬰兒都可吃	● 懷孕中的母體，其腸道、產道的細菌都會影響腹中胎兒的腸道菌叢生態，所以若能從懷孕時就開始補充益生菌，可以提早建立嬰兒腸道菌叢生態的完整性。 ● 不過，重點當然是要挑選完全沒有添加物的益生菌，對孕婦與胎兒來說比較安全，而這樣沒有添加物的益生菌，出生後的嬰兒也可以立刻服用。
4. 發炎或感染時可用	● 如果益生菌中含有高抗氧化物成分，不只能維持腸道機能，也可以在身體處於發炎或感染狀態時，降低身體的發炎反應與自由基，減輕症狀。
5. 打開膠囊吃	● 由於堅持不添加糖粉、添加物，所以益生菌選擇膠囊形式，對於比較小的嬰幼兒，父母可打開膠囊倒出粉末於液體狀食物或開水中服用

3. 天然荷爾蒙：幫助肌膚更新，延緩老化

男人之所以為男人，女人之所以為女人，體內分泌的荷爾蒙是最大成因，一旦荷爾蒙分泌減少，就會提早出現老化現象，身體很多症狀也就會跟著出現。換言之，所有的疾病都是廣義的老化。早在二〇〇一年，《美國抗老醫學》雜誌便已將荷爾蒙的調節、低醣類的飲食和適度的運動，並列為抗衰老的三大成功關鍵，也因此醫療上常運用荷爾蒙療法來抗老回春。

女人荷爾蒙25歲開始減少，男人30歲

女性二十五歲達高峰以後開始，體內荷爾蒙的分泌量便以每十年下降十五%的速度逐年減少，過三十五歲更是下降的更快，而男性體內的荷爾蒙，其實三十歲達到高峰，之後每年會以一%的速度下降。

除了超過四十歲以上的人，舉凡出現肥胖、睡眠、痠痛等等，我會特別補充荷爾蒙外，對於什麼方法都試了，疾病仍沒有起色的人，我也會額外補充荷爾蒙。

所有的疾病都是廣義的老化，因此補充荷爾蒙，在治療各種疑難雜症上變得非常重要。我常跟病人說：「老了就會病，病了就又老得更快。」我最小補充荷爾蒙的小病人才兩三歲。在治病上除了癌症病人以外，我都會使用天然的荷爾蒙，不建議補充非天然的荷爾蒙。

荷爾蒙療法其實就是透過額外補充荷爾蒙的方式，達到抗老回春的效果，通常做為抗老及恢復健康製劑的基本成分。它幫助肌膚更新及減少細紋，也協助血液循環與燃燒多餘體脂肪及塑身，並增加體力及精力。

4. 幹細胞：醫界證實可用來對抗疾病

五年前我看到美國哈佛大學一位研究幹細胞的教授的文章，提到美國和歐洲對於罕見疾病、半身不遂等重症患者，皆以醫療包機送至俄羅斯治療。那時候在在歐洲推廣自然療法、來自俄國的學生 Tamara Starink 協助下，至俄羅斯走訪考察，跑遍所有進行幹細胞療法的醫院診所。

一直以來，自然和安全的治療方式都是我在治療上首要考量，現在我們常聽到「幹細胞治療」，其實很多並非是真的幹細胞，以致很多人對幹細胞有誤解，或是過度的期待。

我在深入了解俄羅斯幹細胞療法後，發現其擁有長達三十幾年科學實驗和二十幾年臨床經驗，至今已成功治癒了四十幾項的嚴重疾病。在治療上不僅相當安全，更擁有豐富的臨床經驗，成功解決現今醫學上的四大困境，包括慢性病重症、遺傳性疾病、自體免疫疾病和癌症。

幹細胞：應用於慢性病、遺傳性疾病、自體免疫疾病和癌症

在慢性病重症的復原案例上，我們有一個植物人患者，透過幹細胞治療已經甦醒，可以眨眼睛，動手指頭和點頭。

在我們的經驗上，唐氏症、自閉症、腦性麻痺、即將失明的眼疾問題、脊椎問題、紅斑性狼瘡和類風濕性關節炎等自體免疫疾病，現今都可以經治療逆轉。

俄羅斯的幹細胞發展日新月異，過去至今也經歷了一些錯誤的道路，早期發展的全能（受精卵）幹細胞與萬能（胚胎）幹細胞，目前已被醫界證實可能出現癌化、

畸胎瘤等問題，其中胚胎幹細胞是從墮胎後的胚胎取得，更涉及倫理議題，目前烏克蘭卻仍在使用，但俄羅斯早在二〇〇五年，已明文禁止，僅能使用自體（成體）幹細胞。

自體（成體）幹細胞可分為「間質幹細胞」和「造血幹細胞」兩類，皆可從成人自體的骨髓、脂肪、牙齒、皮膚、疤痕、臍帶血、周邊血、經血等取得，其中造血幹細胞又能產生淋巴細胞和骨髓細胞，被用來對抗免疫疾病和治療血癌。

《科學人》雜誌中有相關資料指出，在動物實驗中，曾發生過接受胚胎幹細胞注射後，竟形成肉團、畸胎瘤，內含完整牙齒的案例。國外醫界在幹細胞研究上，大都已捨棄胚胎幹細胞，而專注於單純的幹細胞。

一般來說，目前幹細胞研究可分為兩大類，一為歐美的基因工程，將幹細胞視為新藥開發，成功後申請專利，缺點為研究過程曠日費時。另一流派為俄國的幹細胞分離、培養，起初用於拯救戰場上的士兵，免於死亡或是殘障，經過分離及培養等複雜程序後，透過靜脈注射，將幹細胞直接打入脊椎、脊髓腔、眼球周圍區域、膝蓋、皮下組織等部位。

More

俄羅斯幹細胞療法，魅力席捲全球

在世界各國紛紛磨拳擦掌、鼎力投入的幹細胞研究大賽中，俄羅斯的研究成績，可說是數一數二、有目共睹的。從一九〇八年，俄羅斯組織學家亞力山大，便以血液的所有細胞成分都是來自造血幹細胞的造血理論，提出幹細胞的存在開始。

到一九七〇年代，俄羅斯科學家弗里登斯汀（Alexander Friedenstein）發現多功能間質幹細胞的存在；而二〇一六年，俄羅斯阿勒泰國立大學學者研製出了可激發人體製造自身幹細胞，更新組織和防止衰老的製劑，使「青春永駐」不再是夢想。

為什麼俄羅斯在幹細胞研究領域，能有如此出色的表現？關鍵就在不只企業的投入，俄羅斯政府更是大力支持，前衛生部長及俄羅斯醫學會理事尤瑞．謝夫清科更直接號召俄羅斯科學家，希望他們能在「延長人類壽命最佳方案的全球競賽」中拔得頭籌，也因此俄羅斯學者的幹細胞研究，始終著重於實際的臨床應用，而種種亮眼的研究成績，也吸引了大批醫師與科學家前往俄羅斯取經。

俄羅斯的幹細胞研究，不僅已成功治療四十多項嚴重的疾病，更成功透過幹細胞療法幫助體內器官「抗老、回春」，據說俄羅斯總理普丁近期越見容光煥發、精壯爽朗，便是受惠於新療法的神奇功效。

再生醫學，就是運用幹細胞的再生能力，刺激體內組織或是器官再生，甚至製作具有功能與生命性的身體器官組織，來修復或是替換身體內因為老化、生病、受損所造成的不健康的器官與組織的一種新治療方式，成效好比普羅米修斯的火種，能讓病變的臟器重獲新生，將枯的生命重新點燃。

俄羅斯間質幹細胞療法的臨床常見適應症

- 唐氏症候群　・慢性腎衰竭　・青光眼　・腦性麻痺　・帕金森氏症
- 發展遲緩　・心腦血管疾病　・阿茲海默症　・心肌梗塞　・癲癇
- 紅斑性狼瘡　・嚴重肢體缺血　・退化性關節炎　・類風濕性關節　・中風
- 神經痛　・多發性硬化症　・雷諾氏病　・燒傷（皮膚與汗腺重建）
- 腦部疾病　・克隆氏症　・癌症　・腦部損傷昏迷（植物人）
- 自律神經失調　・肝炎和肝硬化・糖尿病第一型及第二型
- 肺部疾病（肺氣腫／支氣管肺發育不全）

幹細胞不是萬能，沒有幹細胞萬萬不能

人之所以會衰老，主要是因為老舊細胞越來越多，而身體修復能力越來越衰退。而成體幹細胞可提供生長因子跟補充荷爾蒙，替換老舊細胞，幫人體修復至年輕的狀態，主觀上是體力變好、外貌變年輕；客觀上，則可讓身體異常的檢驗數據回歸正常。

目前俄羅斯幹細胞療法主要透過靜脈注射的方式進行，例如針對腦、脊髓等特殊性疾病，可從脊髓腔裡面注射；針對眼疾，則從眼球後注射。病人在患病後四十五天內接受幹細胞療法，成功率達九成。半年內，則降至六成五至七成；越晚治療，成功率越低。

我也必須強調，誤將幹細胞療法視為萬靈丹，以為打了就一定能夠活命、治百病的人也不少。以中風為例，腦細胞必須更新、修補，不可能打了一、兩次幹細胞就能完全治癒，改善速度因人而異。目前幹細胞療法的適應症以解決老化、衰老問題為主，如慢性病病人降低後遺症、中風、肝病、肺疾等。其他重症的疾病，我們仍會建議由專家進行專業評估後才進行。

身體的組成細胞，可分胚胎幹細胞與成體幹細胞

	胚胎幹細胞	成體幹細胞 （人）
來源	胚胎囊胚時期內的細胞團	來自各式組織中
特性	可分化成所有特定細胞 - 外胚層、中胚層與內胚層	可分化成身體組織器官所需的細胞
種類	**全能幹細胞 (Totipotent)** • 受精卵過程中八細胞期，具有發展成獨立個體的能力 **萬能幹細胞 (Pluripotent)** • 無法發育成一個個體，但可發育成多種組織的能力，可無限次分裂	**間質幹細胞 (Mesenchymal Stem Cell；MSC)** • 存在於骨髓、脂肪組織或其他組織等部位 • 負責分化成 270 種不同細胞，如神經細胞、非血液相關之各組織細胞 **造血幹細胞 (Hematopoietic Stem Cell；HSC)** • 存在於骨髓、臍帶血以及成人周邊血中 • 負責分化成 6 種血液相關細胞，如紅血球、血小板、白血球、淋巴球等

More

幹細胞知識篇

幹細胞可分化成各種具有特定功能的細胞，同時也能分化增殖，產生新的幹細胞。

我們的身體細胞，基本上可分成兩大類：一是已經成熟分化完全的細胞的「體細胞」，這類細胞不會再進行細胞分裂，一段時間後就會老化死去。

二是具有分化能力的幹細胞，能持續分化產生新的細胞來執行發育與修補的功能，而且還能分裂增殖，提供身體更多的幹細胞。

幹細胞具有分化、自我更新功能

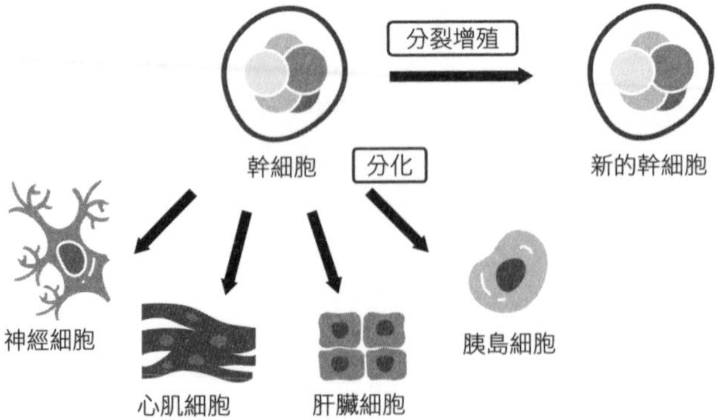

體內幹細胞的分類

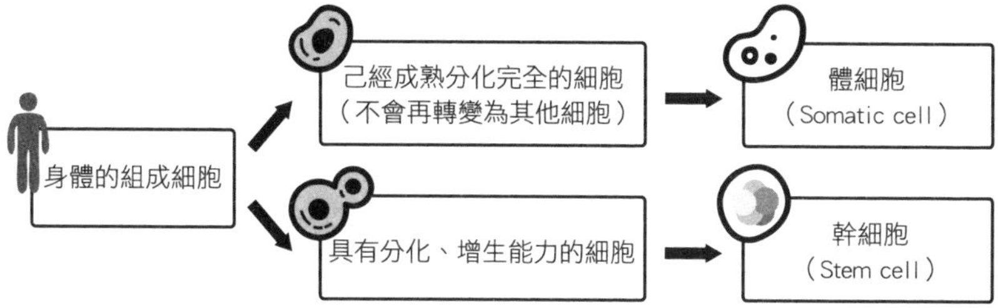

身體的組成細胞
己經成熟分化完全的細胞（不會再轉變為其他細胞）
體細胞（Somatic cell）
具有分化、增生能力的細胞
幹細胞（Stem cell）

幹細胞的發育階段

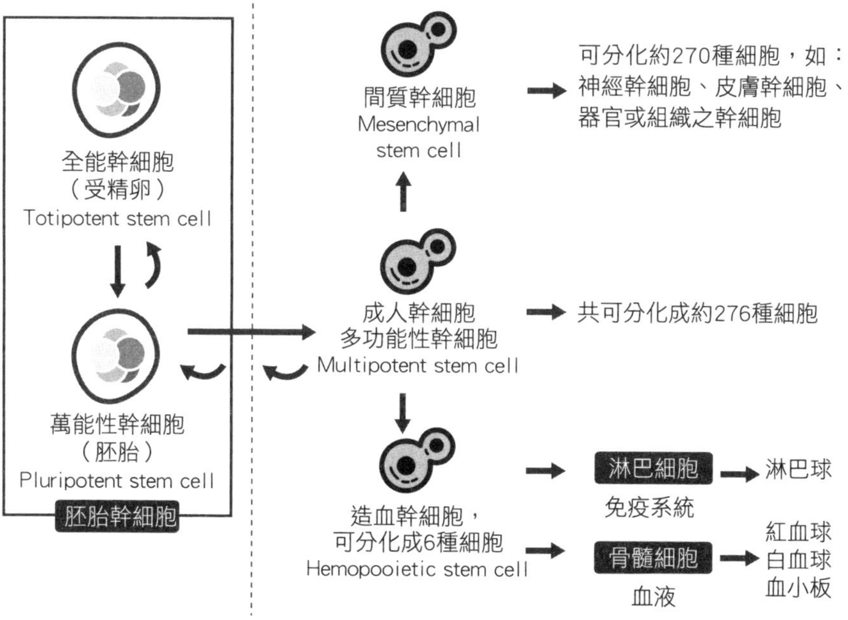

全能幹細胞
（受精卵）
Totipotent stem cell
萬能性幹細胞
（胚胎）
Pluripotent stem cell
胚胎幹細胞
間質幹細胞
Mesenchymal stem cell
可分化約270種細胞，如：神經幹細胞、皮膚幹細胞、器官或組織之幹細胞
成人幹細胞
多功能性幹細胞
Multipotent stem cell
共可分化成約276種細胞
造血幹細胞，
可分化成6種細胞
Hemopooietic stem cell
淋巴細胞
免疫系統
淋巴球
骨髓細胞
血液
紅血球
白血球
血小板

第 5 章

「在家療法」對症，掌握黃金療癒期

1. 病症的六期治療模式

因為飲食、環境毒素、生活習慣、情緒壓力等因素，讓現代人身體累積太多寒與毒素。當寒與毒素無法排出體外時，身體便啟動自我保護機制，形成各種症狀或疾病，這就是身體提出的警訊，以維持體內機制的正常運作。

漸漸的，身體機能若已受到寒毒的損害，身體的自癒能力便會大幅降低，所以除了排毒之外，必須迅速補充能量，以恢復細胞活力與正常機能，提升免疫機能與自癒力後，身體自然不需要疾病或腫瘤的存在。

「排四毒、補四缺」必須持續不間斷的進行，除了讓身體有足夠的時間恢復機能外，也須儲備好更多的生活能量，無論是身體健康或是內在快樂喜悅的能量。一般建議以三個月為一個周期的療癒，依照症狀，搭配自己的期別需要做的，漸漸地就能健康。

接下來就依照期別的重點「排四毒、補四缺」的原則，再搭配生活上的調整。

最後更要提醒的是，現在會有這些症狀、疾病，都不是平白無故來的，我投入自然醫學近三十年，這幾年接觸了幹細胞療法，不管是什麼疾病都是由表到裡，由淺到深，由上到下而來的。所以在療癒的過程總是會起起伏伏，症狀來了又走，走了又來，直到好了，我都說這是震盪期，震幅會越來越低，漸漸的症狀就會好。

以汗皰疹來說，很多人都是塗了好幾年的類固醇，知道長期下去對身體不好而來找我的。像這樣的病人，他們的症狀也就會從裡回到表，從下回到上，所以汗皰疹長在腳底，可能其他部位也有類似的症狀，甚至全身開始發癢，當他覺得怎麼更嚴重了？怎麼這麼久還沒好？

臨床上，很嚴重的汗皰疹，其實是體內有很多狀況，像是水腫、排便問題等等，只要依照六期來解釋，就是會反反覆覆很多次。

多給自己身體一點時間，它之所會讓你不適，都是你過去曾經沒有善待它的。所以這個方法不是什麼神丹妙藥，一吃就好，再也不會有症狀；而是給身體再生的機會，一步一步地來，堅持地做下去，而我就是以這個方法治療好很多病人的，病要好絕對不在醫師，而是在願意調整跟堅持做的病人身上。

2. 第一期：微循環惡化，發汗功能不良（太陽期）

這一期的重點在蒸腳，因為身體主要的問題在於微循環被破壞，以至於發汗的功能不良。因此，重點就在於把微血管循環與發汗的功能恢復，不然放任症狀繼續下去可能就是會往第二期或是第三期前去。若不繼續惡化下去，在排四毒的部分就要協助微循環回復其功能；在補四缺上，就是補充莖果汁。

也就是說，只要你能好好的讓自己發汗，漸漸地微循環功能改善，漸漸地你的症狀就會減輕，獲得改善。但若是在這一期無法使身體回復微循環功能，再加上發汗不良，毒素在無法排放的狀況之下，就會往下面兩期去了。

第一期排四毒補四缺的處方箋

	執行重點	請你這樣做
排四毒	1發汗與促進微循環	・每天蒸腳1次，每次滿身大汗後10分鐘
	2排宿便	

類別	項目	方法
	3排淋巴毒	
	4排肝膽深層廢物	
補四缺	1補充身體需要的營養	‧依照頂營食療法飲食建議飲食（見第128頁） ‧依照二十四節氣補充莖果汁（見第7章）
	2補充益生菌	
	3補充天然荷爾蒙	
	4補充幹細胞	

怕冷見證

More

促發汗，蒸出好循環

第一期大多都是症狀沒有很久，往往是在後面期別同時有這一期的症狀。

此期要做的事，就是平常的日常保健重點，只要平常有在進行，讓微循環通道順暢，一旦有致病原入侵時，免疫細胞得以快速到達該處進行攻擊，在恢復上是很快的。

這一期的重點是，天天蒸腳並且搭配頂營食療法，來補充身體順應四季需要補充的營養物。如果你是繁忙的人，最簡單就是天天在家蒸腳一次，然後搭配二十四節氣的莖果汁，再搭配頂營食療法的飲食建議，如：飲食順序、葷素比例，就可以了。

第二期：自由基過多，且腸道累積毒素（陽明期）

第二期在「排四毒」的重點，除了要持續地重建微循環以外，更要將身體自由基及腸道毒素排出，簡單來說是因為這一期中的寒、毒素由表皮與微循環累積到腸胃道之中。

此期毒素主要是累積於胃與大腸之中，並且以胃中的積食與大腸中的宿便來呈現，這些積食與宿便所釋放出的毒素造成了腸胃道中的胃腸壁發炎反應而產生腸壁的破損，這也就是過敏學上所謂的腸漏症（Leaky Gut Syndrome），因而毒素與過敏原就由腸胃道進而進入血液與淋巴之中，造成慢性過敏反應與慢性發炎反應。

因以，此期的重點就是要幫助胃及大腸的毒素排出。而在補四缺上，重點除了每天飲用莖果汁以外，同時搭配「上火體質」的飲食原則，另外也得補充益生菌，來幫助腸道功能。

第二期排四毒補四缺的處方箋

	執行重點	請你這樣做
排四毒	1 發汗與促進微循環	• 每天蒸腳1次，每次滿身大汗後10分鐘
	2 排宿便	• 每天睡前食用排宿便酵素2顆
	3 排淋巴毒	• 每天早上補充排淋巴毒高抗氧化劑3顆
	4 排肝膽深層廢物	
補四缺	1 補充身體需要的營養	• 依照頂營食療法「上火體質」調整植物攝取比例（見第128頁） • 依照二十四節氣補充莖果汁（見第7章）
	2 補充益生菌	• 每天早上空腹補充益生菌3顆
	3 補充天然荷爾蒙	
	4 補充幹細胞	

全家見證

More

上火體質：多吃葉菜類，抗感染、抗發炎

第二期的重點，是要讓三個排毒通道暢通，避免毒素繼續往體內累積，把淋巴、肝膽堵住。所以天天蒸腳同樣非常重要，每天蒸腳一次，蒸到滿身大汗後十分鐘，目的是要全身的微循環都被啟動一次，不是某個部位。

接著，睡前吃草本配方，利用沒有進食狀況的睡眠時間，讓宿便更容易且順利的排出；然後一早醒來吃抗氧化劑，幫助一整天淋巴毒素的代謝，最後搭配補四缺的益生菌，建構一個毒出能入的周期，使身體機能運用到最佳的狀況，達到最佳效果。

這一期症狀最主要都是上火，自由基旺盛，所以飲食上參考「上火體質」飲食建議。主要的特點就是頂營食療法的菜盤（見第六章），其中四分要以葉菜類為主，主因是葉子通常長在植物的上半部，剛好對應我們身體的上半部。我們身體的火氣會往上積，就是中醫說的上火，剛好葉菜類含有豐富的抗氧化物，有抗感染、抗發炎的特性，多吃可以降自由基，也就是降火，例如喝青草茶可以降火。

第三期：淋巴循環不良，毒素累積膽跟淋巴（少陽期）

第三期在「排四毒」的重點除了重建微循環跟排大腸毒以外，在淋巴排毒上要更加強，來快速的改善淋巴循環，同時需排除肝膽裡面的深層毒素。

此期毒素已經由表皮與微循環累積到淋巴系統或是膽囊之中，也就是毒素已經蓄積在皮膚之下與內臟之外，也就是在淋巴與膽囊之中，它會造成膽汁排放不良而囤積於膽囊、膽道與肝臟中，所以加強肝膽的排毒，才不會因淋巴毒素的累積而造成淋巴循環不良或淋巴發炎等症狀。

因以，此期的重點器官為淋巴系統與膽囊，幫助淋巴循環中的毒素與膽汁的排放，避免造成膽汁排放不良而造成之膽汁鬱積。而在補四缺上，重點除了每天飲用莖果汁以外，同時搭配「發炎體質」的飲食原則，同時也得加強益生菌補充量，因為這個階段腸道處於益菌不足的階段，所以在好菌上需要補充更多。

第三期排四毒補四缺的處方箋

	執行重點	請你這樣做
排四毒	1 發汗與促進微循環	•每天蒸腳1次，每次滿身大汗後10分鐘
	2 排宿便	•每天睡前食用排宿便酵素2顆
	3 排淋巴毒	•每天早中晚三餐前補充排淋巴毒高抗氧化劑6顆
	4 排肝膽深層廢物	•每個月1次6個小時的肝膽深層療法（需經專業醫療人員協助與評估）
補四缺	1 補充身體需要的營養	•依照頂營食療法「發炎體質」調整植物攝取比例（見第128頁） •依照二十四節氣補充莖果汁（見第7章）
	2 補充益生菌	•每天早上空腹補充益生菌6顆
	3 補充天然荷爾蒙	
	4 補充幹細胞	

腳痛見證

More

發炎體質：葉菜類、益生菌雙管齊下

第二期跟第三期最大的差別，就是身體毒素更深，所以第三期的重點與第二期一樣以外，這一期身體已經開始出現慢性發炎的情況，身體的自由基也會特別的多，若不趁現在降低身體發炎狀況，身體的黏液就會開始變多，往下一期別去。

第三期的重點在加強淋巴毒素的排除，我採用高劑量的抗氧化劑搭配益生菌來快速改善淋巴循環且清除自由基。除此之外，還要加上肝膽深層的排毒。這一期淋巴跟膽開始堵住，而毒素產生的原因是因為食物過於油膩，導致膽汁過於黏稠、排放不良所致。剛開始，肝膽的排毒通道還不是很嚴重堵住的階段，建議一個月要做一次六小時的肝膽深層排毒。

至於深層排毒的方式，我採用六個小時的排毒法，建議早上到排毒的這段時間不進食，若肚子會餓，可以喝流質的食物，如豆漿、咖啡等。這可以幫助深層的肝膽廢物排出體外，一般人大多會先水瀉，再來可能就會有類似沙子小米粒的東西排出，甚至有人會用吐的方式排出。

這些東西會有各種顏色，無論你排出什麼，這都是身體不要的東西，都應該排出來，排完後如果覺得特別的累，那就再好好的休息，讓身體修復。

在補四缺上，除了補充每個人都需要補充的二十四節氣的莖經果汁以外，同時飲食上採用「發炎體質」的飲食建議。一樣以補充「葉」的營養為主，主要的特點就是頂營食療法的菜盤（見第六章），其中三分要以葉菜類為主。由於身體黏液開始變多，所以益生菌的補充上也會加量，這可以加速降低身體的不適，只要身體有好菌，免疫調節也會跟著好，這就是讓症狀遠離的最佳方式。

第四期：黏液蓄積在胸腔、腹腔（太陰期）

第四期的排四毒重點，除了要做前面三期的重建微循環、排大腸毒、排淋巴毒以外，更要加強肝膽深層的排毒，到每週進行一次。

此期的寒、毒素因為之前的微血管循環的惡化（傷寒）與毒素累積而在表皮、大腸、膽囊等處堵塞，造成人體中的黏液於是便透過淋巴循環往身體的空腔蓄積。當這些毒、寒往肺腔與腹腔流竄堆積，就會造成肺臟與脾臟的受損。

因此，密集地進行肝膽深層廢物的排除，黏液就容易被排出來，這些空腔就較不會蓄積這些毒素。而在補四缺上，重點除了每天飲用莖果汁以外，同時搭配黏液體質的飲食原則，補充益生菌外，年紀超過四十歲以上，身體的代謝系統變差，也會讓身體的寒跟毒不易排出，這時候我們會建議須同時在補充天然荷爾蒙。

第四期排四毒補四缺的處方箋

	執行重點	請你這樣做
排四毒	1 發汗與促進微循環	• 每天蒸腳2次，每次滿身大汗後10分鐘
	2 排宿便	• 每天睡前食用排宿便酵素2至3顆
	3 排淋巴毒	• 每天早中晚三餐前補充排淋巴毒高抗氧化劑6顆
	4 排肝膽深層廢物	• 每週一次6個小時的肝膽深層排毒療法，三個月內連續12次（需經專業醫療人員協助與評估）

補四缺	
1 補充身體需要的營養	・依照頂營食療法「黏液體質」調整植物攝取比例（見第128頁） ・依照二十四節氣補充莖果汁（見第7章）
2 補充益生菌	・每天早上空腹補充益生菌6顆
3 補充天然荷爾蒙	・40歲以上每天補充鹿胎盤1顆
4 補充幹細胞	

過敏見證

濕疹跟不易流汗見證

胃食道逆流，肝炎，肥胖見證分享

More

黏液體質：多吃莖果類食物，幫助身體排便

第四期的毒素主要是因為黏液堆積在體內空腔所致，會到這一期，就包含前面三期都得一起進行。所以這一期在排四毒補四缺上，除了前面三期該做的以外，我會要病人開始增加蒸腳的次數，重點在次數，不在時間，每一次都是以全身滿身大汗後十分鐘，才算是全身的微循環被啟動一次。

因為第四期身體的黏液非常多，大多都會伴隨著腸道長期有便秘的問題，甚至腸躁症的症狀。所以若有便秘的問題，在排便上一天如果排便沒有超過兩次，睡前使用的草本配方我也會同時增加劑量，讓大腸的功能好一點，可以幫助黏液的排除。

黏液多時身體發炎的症狀就會加重，所以在高抗氧化劑跟益生菌的補充還是需要一定的劑量。除此之外，四十歲以上的人，我會建議要開始補充天然的荷爾蒙，因為老化的問題也會讓症狀加重，甚至讓症狀要好比較難、需要花比較多的時間。

「莖」的食物是第四期的飲食重點，而我設計的莖果汁，含有豐富且較粗的纖維，就像是掃把可以幫忙一起快速的把腸道內的黏液掃除，所以飲食上，建議使用「黏液體質」飲食建議，應多吃莖果類食物，將莖果類食材調整為占飲食的八分之三，同時增加莖果汁的份數，於兩餐之間各飲用兩杯，幫助身體排便，讓黏液隨著排泄物一同排出體外

第五期：毒素累積在心血管及腎臟（少陰期）

第五期的重點除了排四毒跟第四期一樣重要外，由於毒素已經累積得更深了，所以除了每週密集一次的排肝膽深層廢物外，還得加強排肝膽毒的深度，所以使用排肝膽的成分，需要加重劑量。

在補四缺上，重點除了每天飲用莖果汁以外，同時搭配「虛寒體質」的飲食原則以外，還得補充心血管相關的營養素，除此大量的益生菌補充非常重要，再者要讓毒素的排除更為順利，還要加強補充荷爾蒙。

此期寒、毒素因為微血管循環的惡化（傷寒）與之前的堵塞（表皮、大腸、膽囊、肺臟與腹腔），毒素開始堆積在心血管壁與腎臟與泌尿系統之中，此時會因毒素往整個心血管系統與腎臟泌尿系統累積而造成器官的受損，若器官已經損傷嚴重就可能需要使用幹細胞來進行再生，所以有些病人我會建議他進行自體的間質幹細胞再生。

第五期排四毒補四缺的處方箋

	執行重點	請你這樣做
排四毒	1 發汗與促進微循環	•每天蒸腳2次，每次滿身大汗後10分鐘
	2 排宿便	•每天睡前食用排宿便酵素2顆
	3 排淋巴毒	•每天早餐前補充排淋巴毒高抗氧化劑6顆
	4 排肝膽深層廢物	•每週一次6個小時的高劑量肝膽深層排毒療法，三個月內連續12次（需經專業醫療人員協助與評估）

補四缺	
1 補充身體需要的營養	・依照頂營食療法「虛寒體質」調整植物攝取比例（見第128頁） ・依照二十四節氣補充莖果汁及頂營醬（見第七章） ・每天中午空腹補充蚓激酶酵素6顆
2 補充益生菌	・每天早晚空腹補充益生菌6顆
3 補充天然荷爾蒙	・每天補充鹿胎盤1顆或1瓶
4 補充幹細胞	・俄羅斯進行幹細胞注射評估

類風濕性關節炎
子宮肌瘤見證

五十肩見證

退化性關節炎見證

心臟問題見證

More

虛寒體質：多吃根類食物，補充身體營養

第五期的重點除了排四毒跟第四期一樣以外，我特別著重在三個部分，第一個就是肝膽排毒的重要性，很多人在這一期肝膽的阻塞已經算是更嚴重的了，所以我加強排肝膽的劑量。

因為很多人在這一期伴隨著心臟的問題，毒素更難被排出，所以劑量得增加，除了劑量增加以外，在進行肝膽排毒時，一定要同時進行蒸腳，來減輕身體因為肝膽深層排毒的不適感，所以肝膽深層排毒的這一天，這六個小時一定要持續的蒸腳，可以稍微休息一下，但是要持續讓身體維持溫熱的狀況，來幫助身體將毒素排除。

第二因為毒素累積進入了心臟及腎臟，所以一定要讓心血管修復跟打通，我特別增加補充蚓激酶酵素，會建議在中午補充也是因為中午的太陽能量強，在心臟的能量幫助上最大。

第三就是我開始增加益生菌的用量，因為這一期的人大多長期使用藥

物，身體的免疫調節都較差，所以在益生菌的補充上是比較需要的，而同時也得降低排淋巴毒的部分，因為這一期的人問題不在身體的發炎，而是身體的寒氣與毒被壓得更深，身體症狀會明顯轉變成易累，體力變差。這也是為什麼要加強剛剛說的第二個重點。

除此之外，飲食上以「虛寒體質」的飲食建議，這種體質的人，基本上元氣已經大傷，只是還沒入侵根本，建議多吃擁有第二高能量的根類食物，像是地瓜、南瓜等，占一餐份量的八分之三，所以建議在三餐或是三餐以外吃頂營醬（見第七章），來做為身體最要的營養來源。

第六期：毒素深入肝臟及心臟周圍（厥陰期）

第六期重點除了要延續上一期的重點外，在排深層肝膽廢物時，得先看病人的體力狀況，嚴重病人往往不易流汗、身體虛弱。因此，我反而會先重視重建微循環與補充身體需要的能量，除了增加蒸腳的次數以外，我都會建議使用一個我已經用超過十年的中草藥複方食品 **THL-P**。雖然是食品，卻有非常多的實驗報告指出，在實驗室與動物模組中，具抗癌的效用。

此期寒、毒素的累積，從腎臟到心臟，然後乃至肝臟與心包膜。一般肝臟是人體器官中最具生命力的，在所有寒與毒素的累積中，最後倒下的就是肝臟，連肝臟也抵擋不了寒與毒素的侵逼，那麼，人體就會步入死亡。

若病人的體力上是好的，那就是依照第五期的排四毒方法，但因為病人的狀況多變，所以不一定可以連續排十二次以上的肝膽深層廢物，這時候會就依照狀況調整。而在補四缺上，重點除了每天飲用莖果汁以外，同時搭配「重症體質」的飲食原則，並且在飲食上當胃口不好時，可以增加頂營醬及種子粥的補充（見第六章）。

第六期排四毒補四缺的處方箋

	執行重點	請你這樣做
排四毒	1 發汗與促進微循環	• 每天蒸腳2次，每次滿身大汗後10分鐘
	2 排宿便	• 每天睡前食用排宿便酵素2顆
	3 排淋巴毒	• 每天早餐前補充排淋巴毒高抗氧化劑6顆
	4 排肝膽深層廢物	• 每週1次6個小時的肝膽深層排毒療法，至少十二次（需經專業醫療人員協助與評估）
補四缺	1 補充身體需要的營養	• 依照頂營食療法「重症體質」調整植物攝取比例（見第128頁） • 依照二十四節氣補充莖果汁及頂營醬（見第七章） • 癌症病人另外補充 THL-P 1至4瓶
	2 補充益生菌	• 每天早上空腹補充益生菌6顆
	3 補充天然荷爾蒙	• 每天補充鹿胎盤2顆或2瓶
	4 補充幹細胞	• 俄羅斯進行幹細胞注射評估

嚴重耳疾失眠見證

中風見證

癌症副作用見證

另外，癌症病人尚不補充荷爾蒙。除此之外，處理創傷的人生動力療法變得非常重要，這部分可以參考我的另外一本書《破解癌症：癌症是症，不是病》，書中有針對嚴重的病人特別描述這點。

More

重症體質：多吃種子類食物，含有大量蛋白質

第六期的重點幾乎與前五期一樣，依照症狀加強需要加強的，因為這一期的人，病況都是嚴重的，問題很深，生病的原因背後有很多因素，當然也有情緒創傷的問題。

因為病的嚴重就老的快，老了機能差了就更容易病，所以在這一期的治療全部都得注意，適時調整，比如要注重回春，因為讓身體年輕一點，就更有時間面對疾病，所以補充荷爾蒙時我會增加用量，增加鹿胎盤的使用量，嚴重的人甚至我會建議使用俄羅斯幹細胞療法，若是癌症病人則改用 THL-P（可參考《破癌癌症：癌症是症，不是病》一書）。

另外，因為身體會有很多不適，交替著各種症狀，我一定要讓病人增

加蒸腳、補充更高劑量的益生菌，讓病人的微循環更好，免疫調節系統重新啟動，穩定狀況。只要體力上可以，我還會要病人密集得進行深層肝膽排毒。

在飲食上以「重症體質」的飲食建議，需要補充高能量的營養，飲食以能量最高的種子為主，占一餐份量的八分之三。

前陣子有一個肺腺癌第四期的病人骨轉移，單腳腫得是另一腳的兩到三倍，幾乎快不能走，我先建議他密集的蒸腳，回去看我的書，很快的消了但又腫起來，那時候我說你的體力可以，我們來密集的進行進行肝膽排毒。

我就是要讓他的肝膽通道快速打通，來減輕淋巴的負荷，現在他的腳漸漸恢復，我告訴他需要處理癌症背後的創傷問題，他也來了。

多管齊下，一直是我治療疑難雜症病人的方法，特別在第六期的病人，是要跟時間賽跑的，有時這個禮拜還好，下禮拜症狀的進展就無法收拾了，不像前面期別的人，可以慢慢來，想一想要不要做，因為這一期幾乎都是在跟時間賽跑的。

第 6 章

頂營食療，
根據體質吃對食物

1. 正確飲食比例，肉：菜＝1：7

現代人因為葷食比例過高，體內累積的黏液太多。再加上比起蔬菜，肉類容易孳生細菌，例如：魚、蝦容易被細菌入侵，加速分解蛋白質，分解過程中產生臭味，所以我們在挑選時特別重視新鮮度。「肉類」容易帶入病原，造成肉毒桿菌、痢疾、霍亂，還有寄生蟲的問題。

更遭糕的是，商人為求最大產量、利潤，對圈養的魚、牛、豬等施打抗生素和荷爾蒙，所以很多肉品都含有抗生素和荷爾蒙。另外再依照人類演化，從牙齒的功能來看，肉食應該占飲食的八分之一，素食則占八分之七。

所以在頂營食療法裡面，我們依照體質給予不同的菜盤，葷素比例一比七，也就是肉類占一份，其他七份皆為植物。若是完全茹素的人，這一份可以改成以蛋白質為主的植物食材。

More

「一份」的比例是多少呢？

一般來說，我們一餐所吃的食物量，重量大約是自己體重的百分之一，所以八〇公斤的人，一餐食物總重量為八〇〇公克，此時再將食物總重量分成八等分，即可知每份為一〇〇公克

換句話說，每餐可以吃一〇〇公克的肉和七〇〇公克的菜。不過，假如你是外食族，可能不方便攜帶小秤子對每樣食物進行秤重，這時可以半碗或三分之一碗的份量為一份進行估算，抓個大概的比例就好。

2. 植物的根莖葉種子，蘊含不同能量

食材的選擇以有機、無毒、非基因改造食材為主，另外我更重視的是當地當令的食物，這些食物和我們身處同樣時間與空間，受到同樣的陽光照射，由同一片風土孕育，這樣生長出來的食材所蘊含的營養也最適合我們吃。

再者，非當令食材因為是生長在不對的時令，所以農人可能會噴灑更多農藥或使用生長激素，讓蔬果長得漂亮、長得好。

進口蔬果則因經過長途運輸，元氣耗盡，只是死食材，我們無法從中獲取能量，所以，進行食療法必須先確保食材的品質。而在頂營食療法裡面，食材的挑選原則就是本土、盛產的五顏六色根、莖、葉、種子。

植物各個部位所攜帶的能量不同，吃錯了，反而讓你的身體症狀或疾病更加嚴重。例如你是個經常熬夜或喝酒應酬，體質上火的人，但是對於能使身體降火的蔬菜水果，攝取量不多甚至極少，或者進補過頭，反而讓身體更上火。

有些癌症病患，認為生機飲食有益健康，三餐便以生菜、蔬果或是精力湯為主，可是卻沒什麼效用，因為癌症病人大多是極虛寒體質，生的蔬果偏寒性，你已經是極寒體質又以寒性食物為主，無異是寒上加寒。

植物的各個部位，攜帶能量的多寡不同。舉例生長在日照越少、氣溫越冷的植物，蘊涵的營養與能量越高，他們為了度過沒有能量來源的日子，會先儲存大量的能量，就好像寒冷地帶的動物，為了保溫，身上的油脂一定比較多。相反的，日照充足的植物，因為隨時可以獲得能量，所以自身蘊含的能量較低。

植物部分蘊含不同能量

3 屬性偏寒，不易儲存太多能量，能量排名第三。

4 屬性偏寒，不易儲存太多能量，能量排名最後。

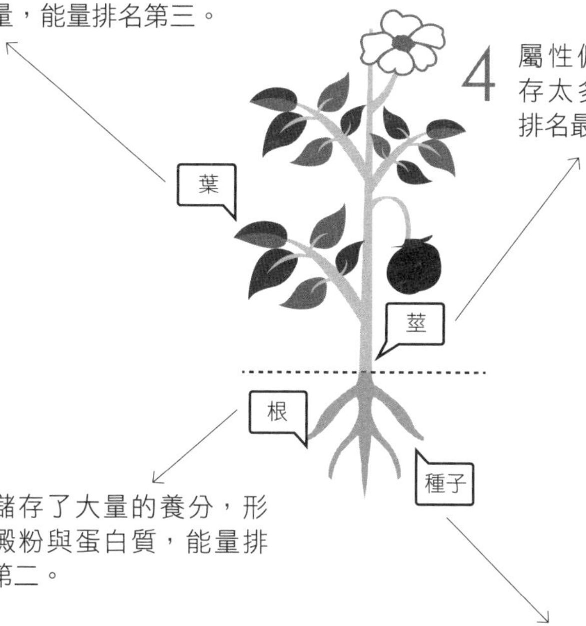

2 根儲存了大量的養分，形成澱粉與蛋白質，能量排名第二。

1 肩負繁衍任務，是植物的精華所在，能量排名第一。

部位	定義 & 特性	常見品項
種子	**特性是含大量的蛋白質、油脂，並且含有微量元素，只要符合這個特性就歸為此類。** 種子是植物為延續生命所孕育的精華所在，蘊含的能量最高，而且是全營養、不寒不躁的，所以重症病人可以多吃。 不過，由於種子含有很多核酸，因此不適合痛風病人，痛風患者可改吃種子油。	糙米、小米、小麥、蓮子 蕎麥、燕麥、栗子、腰果 芝麻、花生、綠豆、紅豆 黃豆、黑豆、松子、杏仁 薏仁、枸杞子、碗豆 毛豆、四季豆、玉米
根	**特性是含大量的澱粉與蛋白質，只要符合這個特性就可歸為此類。** 埋在冷冷土裡的根，儲存有大量的養分，能提供豐富能量，給元氣已經大傷的虛寒體質。	白蘿蔔、地瓜、芋頭 胡蘿蔔、山藥、馬鈴薯 甜菜根、南瓜、牛蒡 洋蔥

一般來說，要區分植物的根、莖、葉和種子並不難，不過還是有部分食物，容易讓人感到混淆，例如水果，雖然大多是植物生長到最後的產物，但在頂營食療的分類上，它並不是種子。

大多數的果實，因為纖維多，所以可視為有甜度的莖，例如荔枝、龍眼、芒果、橘子等。不過少部分果實蛋白質比例較高，如南瓜、木瓜、酪梨等，這一類水果就可視為有甜度的根。

根、莖、葉、種子如何分，看這裡！

部位	定義 & 特性	常見品項
葉	**特性是有明顯的葉片，一般的葉菜類、花菜類都可歸為此類。** 葉是植物行光合作用、收集能量的部位，含豐富的抗氧化物，可以降低自由基（也就是降火）並且抗發炎。 上火和發炎的人可以多吃，生食更好。相對的，虛寒體質要節制，且食用前必須煮熟，去除其寒性。	花椰菜、地瓜葉、A 菜 青江菜、菠菜、苜蓿芽 高麗菜、芥藍菜、大白菜 大豆苗、皇宮菜、金針花 紅鳳菜、蘿蔓、蒜苗 九層塔、山蘇、過貓 龍鬚菜、川七、紫蘇 結球萵苣、莧菜、茼蒿
莖	**特性是含有豐富且較粗的纖維，只要符合這個特性就可歸為此類。** 莖是負責輸送養分、水分的軀幹，所以含有豐富的纖維質，幫助清理消化道，能清宿便、排除黏液，因此黏液體質的人可以多吃。	筊白筍、青椒、甜椒 桂竹筍、蘆筍、茄子 大黃瓜、蔥、竹筍 小黃瓜、老薑、秋葵 玉米筍、芹菜 香菜梗、韭菜
※ 兼具根與莖的特質，可彈性使用的食材		蕈類（如：香菇、杏鮑菇、金針菇、鴻喜菇、秀珍菇、蘑菇、美白菇等）

More

海鮮、蛋、菇的能量屬性

香菇、金針菇等蕈類，由菌絲組成，像莖一樣富有纖維質，但生長於暗處的特性又與根部比較接近，因此可以視為「根與莖」的綜合體，做彈性的調整。

至於蛋與牛奶屬於菜盤的哪個部份呢？蛋就是肉，但是又不像肉屬於熱性，而是屬寒性，偏向海鮮。動能越高的食材就越熱，蛋不會動就是寒。

我以前聽過一個新起點運動，他們研究出，吃蛋與吃肉造成心血管疾病的機率差不多，所以某種程度，蛋跟肉其實是差不多的。至於牛奶是給小牛喝的，不是給人喝的。牛有四個胃，而人只有一個，所以給小牛喝的牛奶，怎麼會適合人類？有些人對牛奶過敏，尤其亞洲人，是因為牛奶裡面的酪蛋白大小與病毒差不多，人體誤以為酪蛋白是病毒，因此展開攻防戰。

此外，牛奶與蛋和肉一樣，都有抗生素和荷爾蒙的問題。一隻雞每天大約只會產一顆蛋，但為什麼市場上可以賣出大量的蛋？因為業者會對蛋雞注射荷爾蒙以增加蛋的產量。乳牛在生出小牛後才會泌乳，業者對乳牛注射荷爾蒙，延長泌乳期。所以我不建議刻意補充蛋奶，在我建議的體質調整菜盤比例，營養已經足夠。

另外，海鮮雖然也屬肉類，但是魚、蝦、海膽等海洋生物，比起陸上動物活動量偏少，所以屬性反而比較像植物，偏寒性。

3. 頂營食療的特色餐點

莖果汁：排毒降火，潤腸通便

莖果汁，建議每個人每天食用，主要是現代人身體毒素較多，且莖果汁的設計選用本土盛產食材，剛好可以補充這個季節所需的營養素，所以處於六期分類的各期別都應食用。

莖果汁的製作方式，就是用「莖」類，例如：芹菜、青椒，加上像莖類的水果，例如：蘋果、鳳梨等一起打成汁，不要濾渣直接喝（作法及常用食材，請見第七章）。

莖果汁具有潤腸、降火效果，再搭配二十四節氣適合的食材，於兩餐之間（最晚於用餐前三十分鐘）飲用，一般建議一天最好喝兩次，症狀在第四期黏液蓄積胸、腹腔（太陰期）的人建議增量使用，一天可以喝到四杯。

頂營醬：補充營養、代謝好

只喝莖果汁不夠嗎？頂營醬非常具有營養能量，一般我會建議「虛寒體質」與「重症體質」的人一定要天天食用，幫助體力恢復，是每一餐熱量與營養很重要的來源，當然所有的人都可以吃，除了豐富的營養，也會使代謝更好（作法及食材，請見第七章）。

頂營醬的製作方式以「根」與「種子」為主，將這兩類食材蒸熟打成黏稠狀，當然種子類也可使用冷壓有機油品取代蒸熟的種子，然後加入些許的海鹽、手工果醬、醋等天然調味料，作為食物的沾醬，代替現代過度的人工調味料。

頂營醬可以加在各種湯青菜上，類似沙拉醬或醬油功能，症狀在「第五期毒素累積在心血管及腎臟（少陰期）」及「第六期毒素深入肝臟及心臟周圍（厥陰期）」的人最為需要，建議每天使用。

種子粥：充滿生命力的能量補充

種子粥不僅全營養而且是充滿生命力的能量補充，特別「重症體質」的人，這一期很多人已經無法吃進大量食物，但又需要高營養，這時我會建議病人以種子粥飲食為主，當然也適合任何體質的使用。

種子粥重點，在於它的全營養，很建議大家當作早餐，提供一天的營養素，你只要依照你的體質比例，進行食用；頂營食療法重點在於吃的比例，以重症體質來說需要食用的比例最高。

烹煮方式與你平常煮粥一樣，選擇你喜歡的種子類，然後將他們煮成粥，也就是說你可以自行搭配你喜歡的種子；食材的選擇，建議多樣多變，不要總是選擇同一食材，應該多變化。

另外，痛風病人建議不要選擇豆類的種子。症狀在第六期毒素深入肝臟及心臟周圍期（厥陰期）的人最為需要，可以使情況增加飲食量。

4. 專屬菜盤，根據體質調整「植物」比例

強調植物各部位攝取比例，是頂營食療法調整體質最重要的基礎，所以除了掌握每餐的葷、素比例，在七份「素」食中，並不是選擇「植物性食材」就好。

根據書上你的期別補需要的營養素建議（本書第五章），調整植物性食材中根、莖、葉和種子等部位的攝取比例，因為即使是同一棵植物，不同部位所含的營養與能量亦大不相同。針對植物部位特性，再搭配個別需求，就能知道，哪些食物可以多吃，哪些食物應該避免，詳細餐盤比例，請見左頁表。

各種體質的植物比例

症狀分期	體質分類	莖	葉	根	種子	肉類
第二期	上火體質	1	4	1	1	1
第三期	發炎體質	1	3	2	1	1
第四期	黏液體質	3	2	1	1	1
第五期	虛寒體質	1	1	3	2	1
第六期	重症體質	1	1	2	3	1

5. 快樂的吃勝過一切

吃喜歡、想吃的食物，心情才會好，才能使食物的能量充分發揮，只要按照食材比例，並不需要特別忌口；有時候吃到很好吃或特別喜歡的東西，這一餐沒有遵守食物比例也沒關係，只要用另外兩餐調整回來就好。

例如喜歡吃牛排的人，一份牛排可能足足有三份食物的肉量，一餐這麼吃沒關係，只要前一餐和後一餐不要吃肉就好。

很多人認為吃飯的時候不要說話，但我不這麼認為，只要別把食物噴得到處都是，聊天反而可以放鬆心情，例如一家人吃飯的時候，聊聊學校發生什麼事、工作還順利嗎？一邊吃一邊關心彼此，家庭和樂，無形中也減少許多健康與社會問題。

6.「汆燙」與「蒸」最能保存食物的營養

所有健康的飲食方式，都強調低溫烹調，我最建議的方法為「汆燙」與「蒸」，這兩種烹調方式最簡單，保存的營養素最多，是最佳的烹煮法；最不好的方法為高溫烹調，尤其是「炸」。

我曾有過一個案例，十七歲青少年，在炸雞店打工了一、二年，每天吸入不少油煙，結果罹患鼻咽癌。所以我最建議的方法就是吃火鍋，搭配種子粥，二餐之間飲用莖果汁，這樣就能把根、莖、葉、種子、肉類都包含在其中。

再加上這些年經驗，多數人體質偏寒，葉菜與莖煮過就不會那麼寒，因此使用小火鍋汆燙蔬菜與肉類。要注意的是，汆燙時間不要超過二十、三十秒，因為烹煮越久，食材營養流失越多，例如蔬果中的維生素C含量，在攝氏三十八度烹調三分鐘後，只剩原本的二〇％。

More

人的體質，會隨著體內寒氣與毒素的累積產生變化

在體質分類上，「頂營食療法」的體質和一般中醫定義的體質有些許不同，我依據張仲景「六經傳病」理論，並綜合多年行醫經驗，發現「人的體質，會隨著體內寒氣與毒素的累積產生變化」，而分類出：上火、發炎、黏液、虛寒、重症等五種基本體質。

當然，人的體質不可能只有五種，尤其現代人生活型態多變，體質變化相對複雜，並非單純只屬於一種體質。

大致上，從五種基本體質延伸，發展出來的：虛寒上火體質、虛寒發炎體質、虛寒黏液體質、重症上火體質、重症發炎體質、重症黏液體質等六種混合體質，再稍微進一步區分即可，例如手腳冰冷而且畏寒（虛寒特徵），但又容易上火出現牙齦出血、傷口易化膿等現象（上火特徵）的人，就是屬於虛寒上火體質。

因此，本書在症狀上的處理，同時透過排四毒補四缺，飲食建議只需要依照六期對應的體質即可，不在本書特別談複雜的體質問題。

7. 正確飲食順序：湯↓菜↓肉

吃東西要有順序，容易消化的先吃，才能減輕腸胃負擔，讓食物的營養更容易被身體吸收。所以在餐前（至少吃飯前三十分鐘）飲用莖果汁後，開始用餐時，建議先喝一碗熱湯暖胃，接著吃葉菜和莖部，然後吃根與種子，最後再吃肉。

我建議的進食順序，是依照食材是否容易被消化，越扎實的食材越難消化。蔬菜最容易消化，其中，生菜又比熟菜容易消化，肉類最不容易消化，所以最後食用。

第 7 章

二十四節氣莖果汁與頂營醬

※ 頂營醬可另外添加冷壓有機油品、海鹽、醋等，取代人工調味料。

1 立春

立春，是一年當中的第一個節氣，「立」為開始之意，標誌春季及新的一年來臨。

此時氣候乍暖還寒，日夜溫差大，注意保護陽氣。飲食調養宜選辛甘發散之品，不宜酸收之味。《本草綱目》：「元旦立春以蔥蒜、韭、蓼、芥等辛嫩之菜，雜合食之取迎新之意。」多吃升發陽氣的食物，加強體內代謝循環，使陽氣充實，以抵御外邪。

(1) 平肝化痰莖果汁

份量 2人份

食材 芹菜梗 175克　水梨 175克
氣泡水或過濾溫開水 400毫升

作法

① 芹菜洗淨瀝乾，去葉、取梗、切小段，以滾水煮1分鐘後起鍋備用。

② 水梨洗淨瀝乾，削皮、去籽，切小塊備用。

③ 將所有食材放入調理機，再加入溫開水400毫升，先低速攪打幾秒，再到中高速，直至均勻即可。

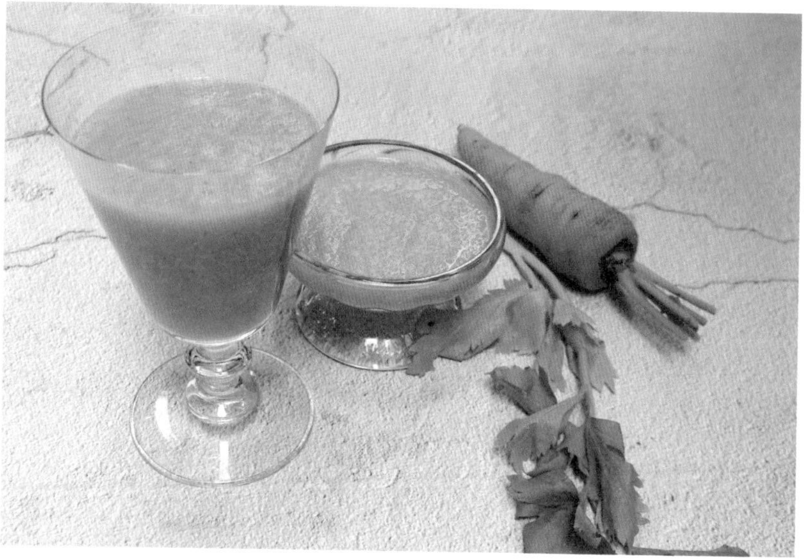

(2)益肝健脾頂營醬

份量　2人份

食材　洋蔥100克　胡蘿蔔100克
小米50克
過濾溫開水50毫升

作法

① 洋蔥去皮、切小塊，放入電鍋內鍋，外鍋加1杯水蒸至軟熟。
② 胡蘿蔔洗淨瀝乾，削皮、切小塊，與洋蔥一起放入電鍋蒸煮。
③ 小米徹底洗淨，加入過濾水350毫升、浸泡2小時後，放入電鍋內鍋，外鍋加2杯水蒸至軟熟備用（電鍋跳起後再悶15分鐘）。
④ 將所有食材放入調理機，加入溫開水50毫升，攪打到均勻綿密即可。

2 雨水

雨水，是二十四節氣中的第二個節氣。

此時氣溫開始回升，降雨增多，濕氣加重，濕易困脾，可選擇祛溼健脾食物養護脾胃；又風多物燥，可能出現口舌乾燥，多吃當令蔬果以補充水分。「脾為後天之本」，春季應少吃酸、多吃甜來養脾氣，透過調理脾胃可提高自體免疫功能。

二月中間，正值冬春之交、季節替換，活動不宜太過激烈，讓肝氣緩慢上升，深綠色蔬菜有助於調養肝氣。

(3) 平肝消食莖果汁

份量 2人份

食材 菠菜梗175克　芭樂175克
氣泡水或過濾溫開水400毫升

作法

① 菠菜洗淨瀝乾，去葉、取梗、切小段，以滾水煮1分鐘後起鍋備用。

② 芭樂洗淨瀝乾，去蒂頭、連籽，切小塊備用。

③ 將所有食材放入調理機，再加入溫開水400毫升，先低速攪打幾秒，再到中高速，直至均勻即可。

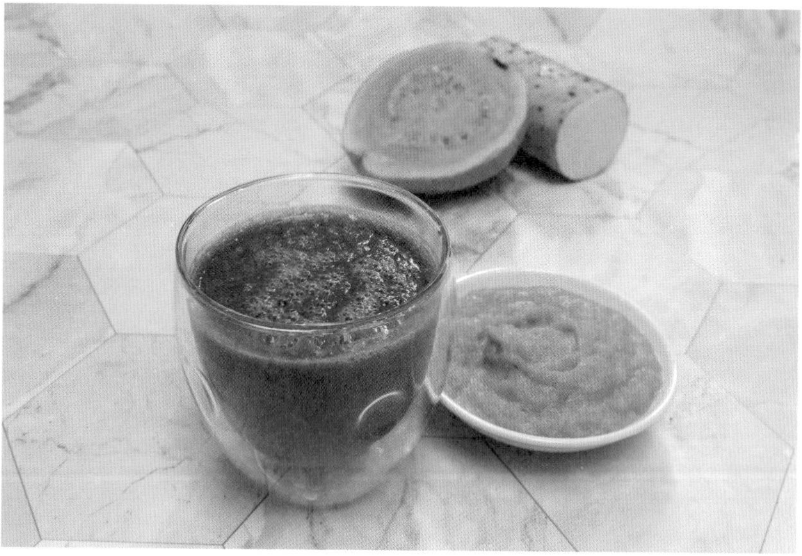

(4) 養肺健脾頂營醬

份量　2人份

食材　山藥100克　地瓜100克
新鮮毛豆100克
過濾溫開水200毫升

作法

①山藥、地瓜洗淨瀝乾，削皮、切小塊，放入電鍋內鍋，外鍋加1杯水蒸至軟熟備用。

②毛豆洗淨瀝乾，放入電鍋內鍋，外鍋加1杯水蒸至軟熟備用。

③將所有食材放入調理機，加入溫開水200毫升，攪打到均勻綿密即可。

3 驚蟄

驚蟄，第一聲春雷「驚」動「蟄」伏的昆蟲，蟲卵孵化後昆蟲增多，細菌、病毒也開始大量繁殖，古時多以艾草薰香，驅趕蚊蟲。

全年氣溫回升最快的節氣為驚蟄，這時氣溫變化大，容易受寒氣侵襲，重點照顧好頭頸與雙腳，「春捂」捂兩頭，避免外感。雷鳴增多，濕邪致病，脾胃虛弱、體形肥胖多痰之人，常感睏倦無力、昏沉嗜睡，出現「春困」，注意少吃生冷、寒涼、飲料、酒類，忌辛辣油膩，且每餐不宜過飽。

(5) 發汗通便莖果汁

份量 2人份

食材 香菜梗175克　蜜棗175克
氣泡水或過濾溫開水400毫升

作法

① 香菜洗淨瀝乾，去葉、取梗、切小段，以滾水煮1分鐘後起鍋備用。

② 蜜棗洗淨瀝乾，去蒂頭、去籽，切小塊備用。

③ 將所有食材放入調理機，再加入溫開水400毫升，先低速攪打幾秒，再到中高速，直至均勻即可。

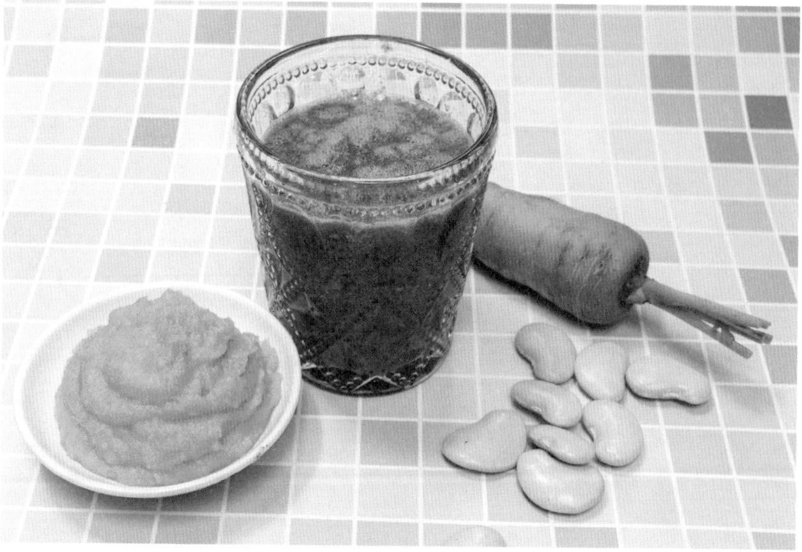

(6) 溫中益腎頂營醬

份量　2人份

食材　胡蘿蔔100克　地瓜100克
新鮮皇帝豆100克
過濾溫開水200毫升

作法

①胡蘿蔔、地瓜洗淨瀝乾，去皮、切小塊，放入電鍋內鍋，外鍋加1杯水蒸至軟熟備用。

②皇帝豆洗淨瀝乾，放入電鍋內鍋，外鍋加1杯水蒸至軟熟備用。

③將所有食材放入調理機，加入溫開水200毫升，攪打到均勻綿密即可。

4 春分

春分，陽氣生長，溫度回升，花粉、蟲卵等過敏原增加，過敏性疾病增多，如花粉熱、過敏性鼻炎、呼吸道感染、異位性皮膚炎、季節性蕁麻疹等，注意過敏問題，做好保暖，出門時戴口罩。

春季是流行疾病多發季節，需做好流行性疾病預防工作。春日食春芽為大地的賜予，符合氣候條件生長的時令蔬菜和豆類，得天地之精氣，營養價值高，宜選擇平性食材，排冬季的食積毒，為陽氣更好的生發做準備。

(7) 燥濕利尿莖果汁

份量 2人份

食材
有機綠豆芽 180克
蓮霧 180克
氣泡水或過濾溫開水 400毫升

作法

① 綠豆芽洗淨，滾水煮1分鐘後起鍋備用。

② 蓮霧洗淨瀝乾，去頭尾、去籽，切小塊備用。

③ 將所有食材放入調理機，再加入溫開水400毫升，先低速攪打幾秒，再到中高速，直至均勻即可。

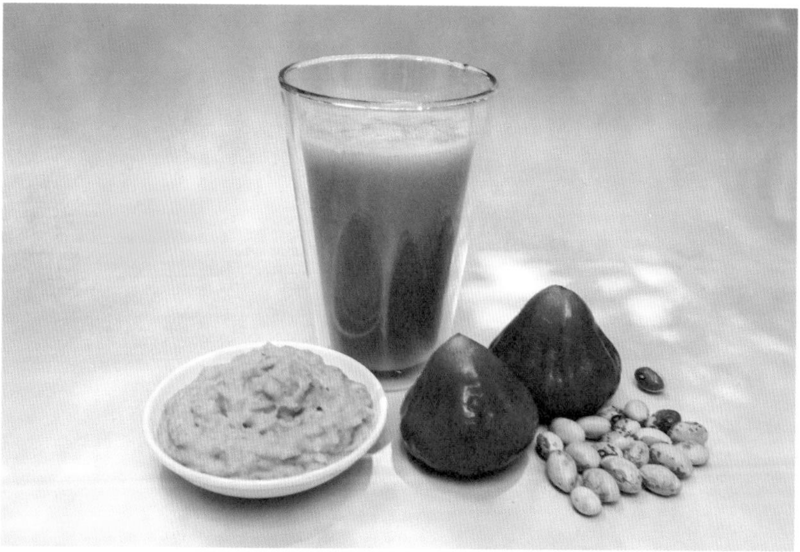

(8)益氣補血頂營醬

份量　2人份

食材　芋頭100克　牛蒡100克
新鮮虎豆100克
過濾溫開水200毫升

作法

①芋頭、牛蒡洗淨瀝乾，去皮、切小塊，放入電鍋內鍋，外鍋加1杯水蒸至軟熟備用。

②虎豆洗淨瀝乾，放入電鍋內鍋，外鍋加1杯水蒸至軟熟備用。

③將所有食材放入調理機，加入溫開水200毫升，攪打到均勻綿密即可。

5 清明

清明，清氣上升，體內氣血往外運行，吐納調息助益陽氣增長，建議到戶外進行鍛鍊，感受大自然生發氣息。

春天為各種疾病多發的季節，常見的高血壓、肝病、手腳抽筋等都與肝有關，是肝應春時的表現。

調養方面有「養肝」和「清肝」之別；具體養肝方法有以血養肝和以菜養肝等；清肝目的在清除肝臟積存的毒素、膽固醇和泥漿似的膽砂以及結石，將這些廢物排出體外，使肝臟恢復原有的機能。

(9) 溫腎潤腸莖果汁

份量 2人份。

食材
韭菜175克
有機香蕉（皮）175克
氣泡水或過濾溫開水500毫升

作法
①韭菜洗淨瀝乾，切小段，以滾水煮1分鐘後起鍋備用。
②香蕉洗淨瀝乾，去頭、尾，切小塊備用。
③將所有食材放入調理機，再加入溫開水500毫升，先低速攪打幾秒，再到中高速，直至均勻即可。

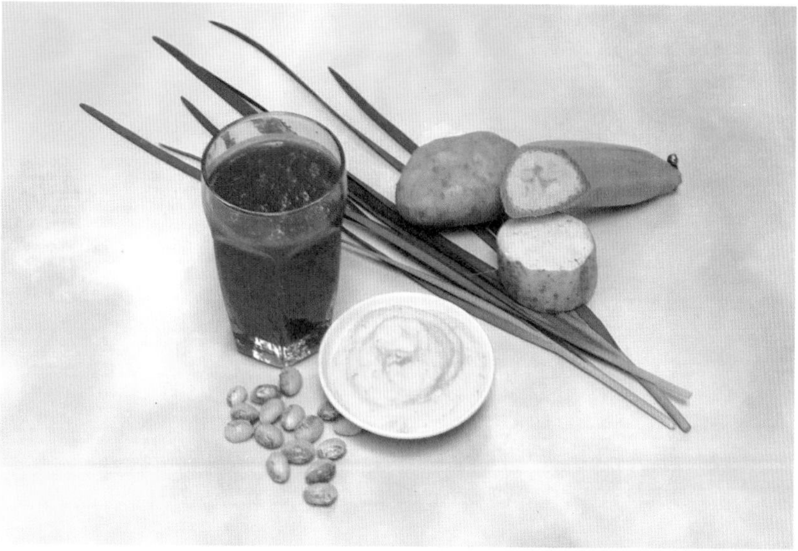

(10) 養肺和胃頂營醬

份量　2人份

食材　馬鈴薯100克　山藥100克
新鮮虎豆100克
過濾溫開水200毫升

作法

① 馬鈴薯、山藥洗淨瀝乾，削皮、切小塊，放入電鍋內鍋，外鍋加1杯水蒸至軟熟備用。

② 虎豆洗淨瀝乾，放入電鍋內鍋，外鍋加1杯水蒸至軟熟。

③ 將所有食材放入調理機，加入溫開水200毫升，攪打到均勻綿密即可。

6 穀雨

穀雨是春季最後一個節氣。季節交替的前十八天，脾的旺盛使胃強健，消化功能好有利於營養吸收，正是補身好時機，不僅提高體質，還可為盛夏打基礎。

穀雨雨水多，濕氣重，調養重點以疏肝舒筋、健脾化濕、益氣補血為原則，多補充富含維生素B的食物，如小米、糙米、黑芝麻等。這時接近夏天，可能出現「熱氣」，飲食應以清淡為主，羊肉、麻辣火鍋以及辣椒、胡椒等大辛大熱之物均不宜，以防邪熱化火。

(11) 開胃除煩莖果汁

份量　2人份

食材
- 甜椒 175克
- 香瓜（籽）175克
- 氣泡水或過濾溫開水 400毫升

作法

① 甜椒洗淨瀝乾，去蒂、連籽、切小段，以滾水煮1分鐘後起鍋備用。

② 香瓜洗淨瀝乾，去皮、連籽，切小塊備用。

③ 將所有食材放入調理機，再加入溫開水400毫升，先低速攪打幾秒，再到中高速，直至均勻即可。

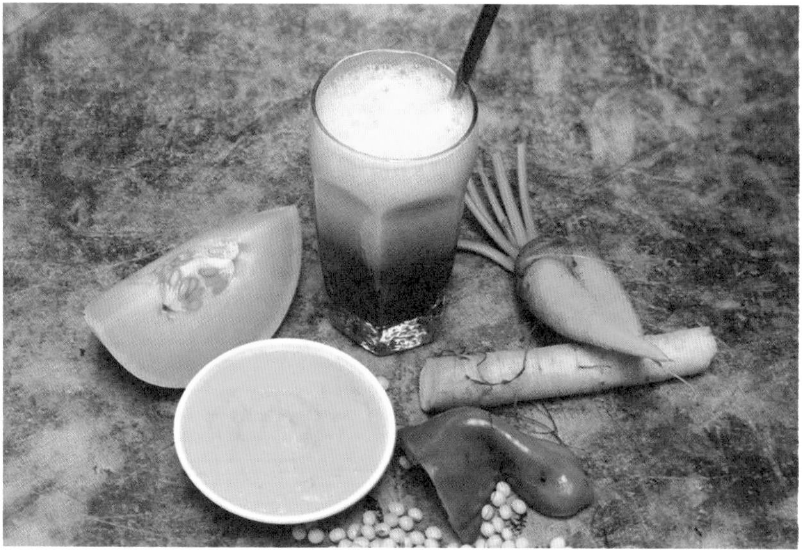

(12)滋陰養肝頂營醬

份量　2人份

食材　胡蘿蔔100克　牛蒡100克
黃豆100克
過濾溫開水200毫升

作法

①胡蘿蔔、牛蒡洗淨瀝乾，削皮、切小塊，放入電鍋內鍋，外鍋加1杯水蒸至軟熟備用。

②黃豆洗淨，加入500毫升過濾水浸泡8小時後水倒出，更換200毫升新的過濾水，再放入電鍋內鍋，外鍋加2杯水蒸至軟熟備用（電鍋跳起後再悶15分鐘）。

③將所有的放入調理機，加入溫開水200毫升，攪打到均勻綿密即可。

7 立夏

立夏表示夏季正式來臨，此後晝長夜短，氣溫升高，陰氣漸弱，相對應人的臟腑，肝氣漸弱，心氣漸強。心為陽臟主陽氣，除了維持人體生命活動，溫養全身，脾胃的腐熟運化及全身的水液代謝、汗液調節也都與心陽相關，心氣通於夏，心陽在夏季最為旺盛，功能最強。

注意對心臟的保養，飲食宜清淡，以低鹽、低脂、高纖為主；食物選擇上增加酸味減少苦味，以補腎助肝，調養胃氣，比如葡萄、鳳梨等，酸性收斂，可生津止渴，消食健胃。

(13) 利水化痰莖果汁

份量 2人份

食材 綠竹筍175克　李子175克
氣泡水或過濾溫開水400毫升

作法

① 綠竹筍洗淨，去殼、切小片，以滾水煮2分鐘後起鍋備用。

② 李子洗淨瀝乾，去籽、連皮，切小塊備用。

③ 將所有食材放入調理機，再加入溫開水400毫升，先低速攪打幾秒，再到中高速，直至均勻即可。

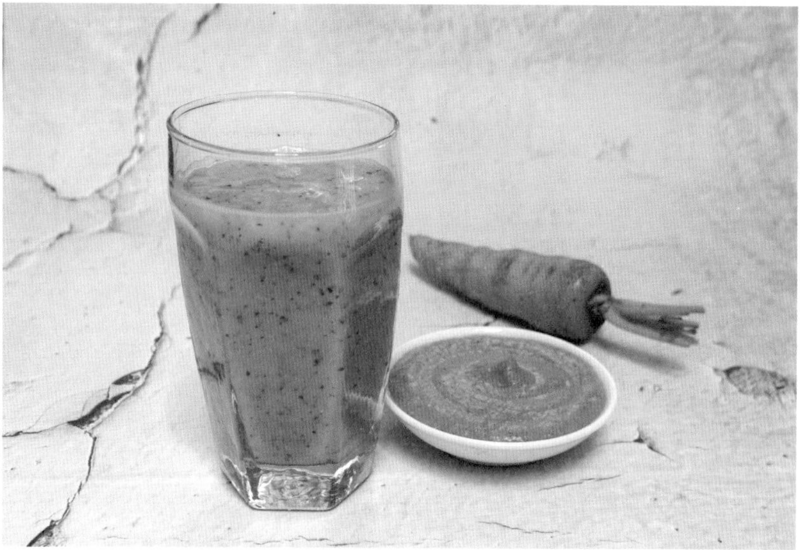

(14) 健胃護肝頂營醬

份量　2人份

食材　紅藜麥 50克　胡蘿蔔 100克
金針菇 100克
過濾溫開水 100毫升

作法

①將紅藜麥洗淨瀝乾，加入120毫升過濾滾水，再放入電鍋內鍋，外鍋加2杯水蒸至軟熟備用（電鍋跳起後再悶15分鐘）。

②胡蘿蔔洗淨瀝乾，去皮、切小塊，放入電鍋內鍋，外鍋加1杯水蒸至軟熟備用。

③金針菇洗淨瀝乾，切小段，以滾水煮1分鐘後起鍋備用。

④將所有食材放入調理機，加入溫開水100毫升，攪打到均勻綿密即可。

8 小滿

小滿，氣溫明顯增高，多數人喜歡喝冷飲消暑降溫，寒性體質及重病患者應注意，可能使原有病情加重，或引發其他疾病，進食生冷食物也容易引起胃腸不適。

飲食宜以清爽為主，留意食材的處理，少吃辛辣油膩，避免生濕化痰；多吃清利濕熱食物，如紅豆、薏苡仁、冬瓜等；另外補充五穀粥益氣養陰生津，亦是夏季重要養生方法。小滿降雨後貪涼睡臥地板可能引發風濕、濕疹等皮膚疾病，晚上睡覺應避免受寒著涼而感冒。

（15）通經利濕莖果汁

份量　2人份

食材　絲瓜175克　有機葡萄175克　氣泡水或過濾溫開水400毫升

作法

① 絲瓜洗淨瀝乾，去皮、切小片，以滾水煮至1分鐘起鍋備用。

② 葡萄洗淨瀝乾，去蒂，連皮、帶籽備用。

③ 將所有食材放入調理機，再加入溫開水400毫升，先低速攪打幾秒，再到中高速，直至均勻即可。

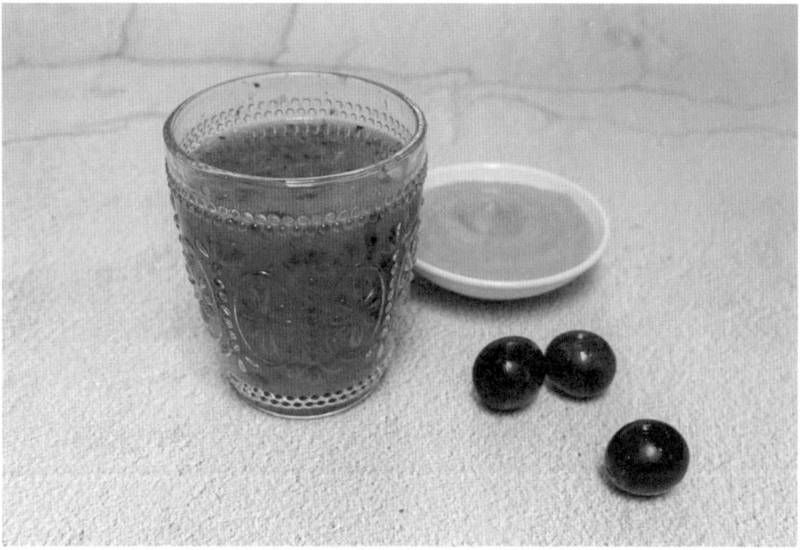

（16）補中益氣頂營醬

份量 2人份

食材 新鮮蠶豆100克 芋頭100克
杏鮑菇100克
過濾溫開水200毫升

作法

① 蠶豆洗淨瀝乾，放入電鍋內鍋，外鍋加1杯水蒸至軟熟。

② 芋頭洗淨瀝乾，去皮、切小塊，放入電鍋內鍋，外鍋加1杯水蒸至軟熟備用。

③ 杏鮑菇洗淨瀝乾，切小塊，以滾水煮至1分鐘起鍋備用。

④ 將所有食材放入調理機，加入溫開水200毫升，攪打到均勻綿密即可。

9 芒種

芒種進入梅雨季，天氣悶熱，空氣潮濕，容易導致發霉，所以又被稱為「霉雨」季節，濕性重濁，易困脾胃，「脾主四肢、主肌肉」，脾濕使人食慾不振，四肢困倦，精神萎靡，多活動有利氣血運行。

飲食調養宜清補，輔以健脾祛濕，增加苦味食物，如：苦瓜，可補益肝腎，降火消暑。這時蚊蟲大量孳生，應強健自身體質，避免季節性傳染疾病發生，如腮腺炎、水痘等。

（17）清心滑腸莖果汁

份量

2人份

食材

苦瓜175克　火龍果175克

氣泡水或過濾溫開水450毫升

作法

① 苦瓜洗淨，切小片，以滾水煮至2分鐘起鍋備用。

② 火龍果洗淨瀝乾，去皮，切小塊備用。

③ 將所有食材放入調理機，再加入溫開水450毫升，先低速攪打幾秒，再到中高速，直至均勻即可。

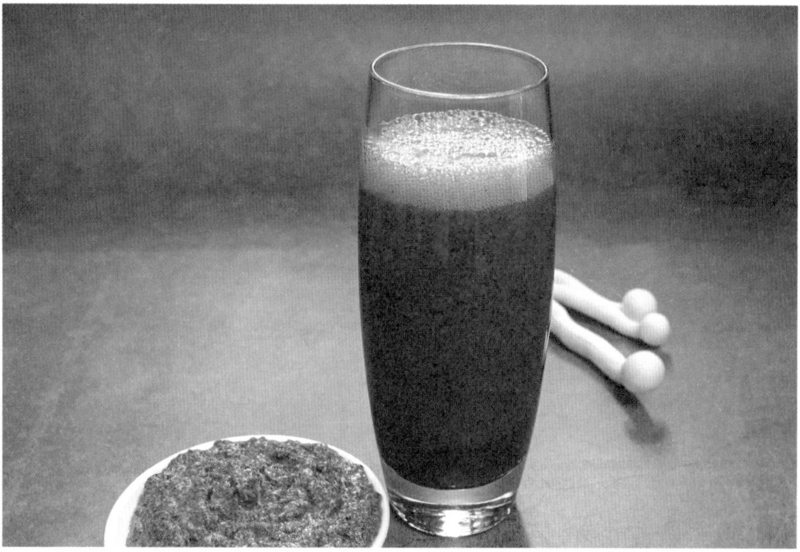

（18）養胃益腎頂營醬

份量　2人份

食材　南瓜100克　白精靈菇100克
黑芝麻（熟）50克
過濾溫開水200毫升

作法

①南瓜洗淨瀝乾，去蒂、連籽、切小塊，放入電鍋內鍋，外鍋加1杯水蒸至軟熟備用。

②白精靈菇洗淨瀝乾，切小段，以滾水煮至1分鐘起鍋備用。

③將所有食材放入調理機，加入溫開水200毫升，攪打到均勻綿密即可。

10 夏至

夏至到，表示這一年陽氣生發到極點，「至」有極的意思，此時陽氣最旺，白天最長，夜晚最短。夏至後，氣溫漸升，出汗量隨之增加，消化功能相對較弱，飲食以開胃清暑泄熱為主，生冷瓜果消暑生津，過食容易損傷脾胃；補水是預防熱中風、熱衰竭關鍵，不渴也要常喝水，少量頻飲。

注意飲食衛生，預防消化道傳染性疾病，避免病從口入。酷夏活動可選擇清晨或傍晚涼爽時進行，出汗過多可適當飲用溫淡鹽水。

(19) 寬腸潤燥莖果汁

份量 2人份

食材 茄子175克　番茄175克
氣泡水或過濾溫開水450毫升

作法

① 茄子洗淨，切小塊，以滾水煮至2分鐘起鍋備用。

② 番茄洗淨瀝乾，去蒂頭、連皮、帶籽，切小塊備用。

③ 將所有食材放入調理機，再加入溫開水450毫升，先低速攪打幾秒，再到中高速，直至均勻即可。

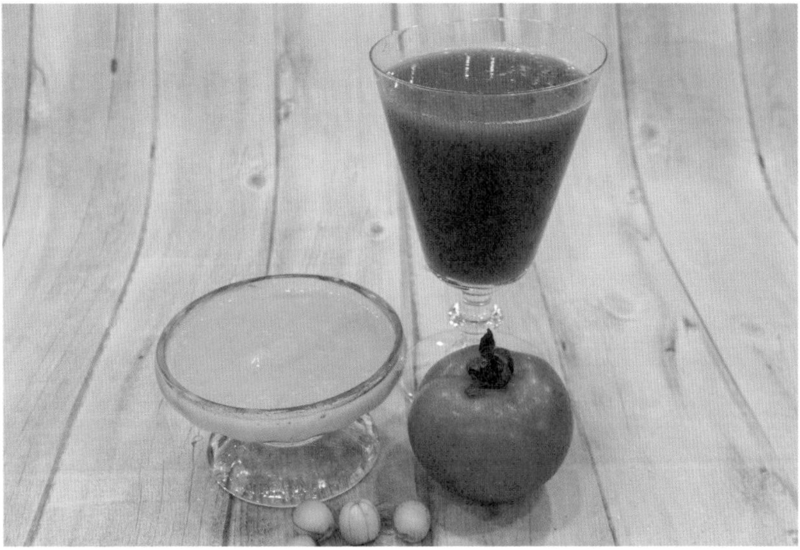

(20) 養心和血頂營醬

份量　2人份

食材　新鮮蓮子100克　地瓜100克
美白菇100克
過濾溫開水200毫升

作法

①蓮子洗淨瀝乾，放入電鍋內鍋，外鍋加1杯水蒸至軟熟備用。

②地瓜洗淨瀝乾，去皮、切小塊，放入電鍋內鍋，外鍋加1杯水蒸至軟熟備用。

③美白菇洗淨瀝乾，剝小塊，以滾水煮至1分鐘起鍋備用。

④將所有食材放入調理機，加入溫開水200毫升，攪打到均勻綿密即可。

11 小暑

小暑，天氣漸炎熱，尚未最熱，初伏前後，人體陽氣旺盛，時有熱浪襲人之感，易感心煩不安，倦怠乏力，工作活動需勞逸結合，保護陽氣。夏天為消化道疾病多發之際，注意飲食清潔，並且適量為宜。

調養可多喝清粥，加上豆類，有助祛濕清熱解暑。切記「夏不坐木」，露天木椅雨淋日曬後，易向外散發潮氣，在上久坐，容易誘發關節炎、皮膚病等。小暑至大暑期間，天氣變化無常，雷雨頻繁，外出記得攜帶雨具。

(21) 生津止渴莖果汁

份量 2人份

食材 蘆筍175克　鳳梨175克

氣泡水或過濾溫開水450毫升

作法

① 蘆筍洗淨，切小段，以滾水煮至2分鐘起鍋備用。

① 鳳梨洗淨瀝乾，去葉、去皮，切小塊備用。

① 將所有食材放入調理機，再加入溫開水450毫升，先低速攪打幾秒，再到中高速，直至均勻即可。

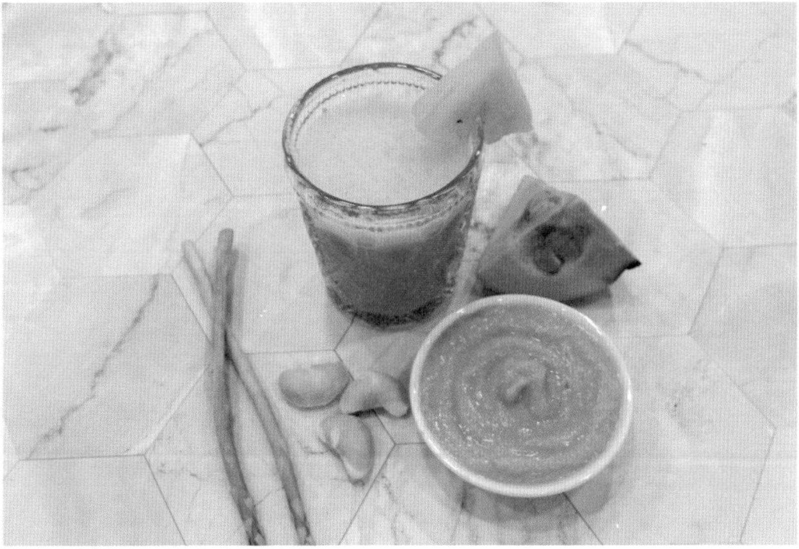

(22) 益腸養胃頂營醬

份量　2人份

食材　菱角100克　南瓜100克
鴻喜菇100克
過濾溫開水200毫升

作法

① 菱角洗淨瀝乾，放入電鍋內鍋，外鍋加1杯水蒸至軟熟備用。

② 南瓜洗淨瀝乾，連皮、帶籽、切小塊，放入電鍋內鍋，外鍋加1杯水蒸至軟熟備用。

③ 鴻喜菇洗淨瀝乾，剝小段，再以滾水煮至1分鐘起鍋備用。

④ 將所有食材放入調理機，加入溫開水200毫升，攪打到均勻綿密即可。

12 大暑

大暑，表示炎熱至極，一年中最炎熱時期的開始，正值中伏前後酷熱難耐，身上總有淋漓的汗水，潮濕和高溫對身體來說是種考驗，避免長時間暴曬於烈日中，暑氣傷津，消暑除濕，降溫補水刻不容緩，汗出時可用熱毛巾擦汗，讓體溫慢慢降低。

此時雷陣雨最多，食品易受潮變質，又炎夏腸胃受困，常有食慾不振及消化不良情形，多吃營養豐富的蔬果和植物性蛋白質，配料用一點薑、醋，不僅開胃健脾還能殺菌。

(23) 清熱通淋莖果汁

份量 2人份

食材 櫛瓜 175克　楊桃 175克
氣泡水或過濾溫開水 450 毫升

作法

① 櫛瓜洗淨瀝乾，切小段，以滾水煮至1分鐘起鍋備用。

② 楊桃洗淨瀝乾，切小塊備用。

③ 將所有食材放入調理機，再加入溫開水 450 毫升，先低速攪打幾秒，再到中高速，直至均勻即可。

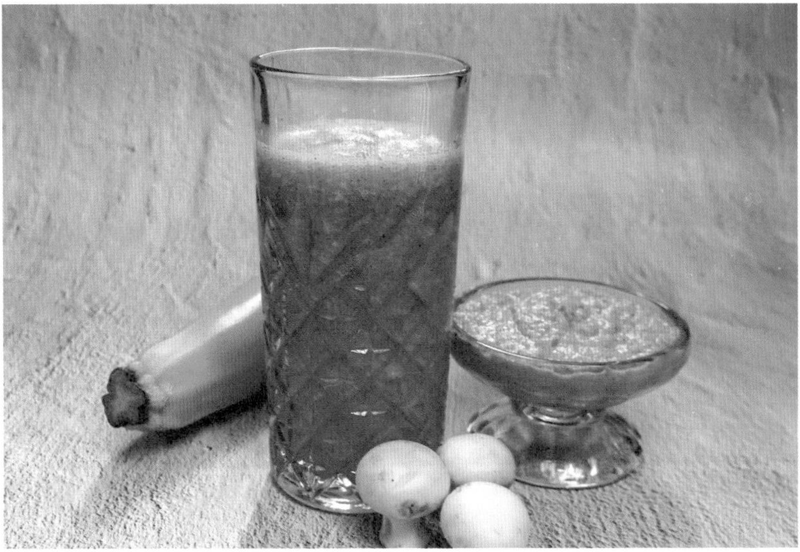

(24)養顏開胃頂營醬

份量　2人份

食材　酪梨100克　紅薏仁100克
洋菇100克
過濾溫開水150毫升

作法

①酪梨洗淨瀝乾，去皮、去籽，用湯匙挖到碗裡備用；洋菇洗淨瀝乾，對半切，以滾水煮至1分鐘起鍋備用。

②紅薏仁用清水徹底洗淨，加入過濾水300毫升、浸泡3個小時後，更換200毫升新的過濾滾水，再放入電鍋內鍋，外鍋加2杯水蒸至軟熟備用（電鍋跳起後再悶15分鐘）。

③將所有食材放入調理機，加入溫開水150毫升，攪打到均勻綿密即可。

13 立秋

立秋是由熱轉涼交替的節氣，所以稱「交秋」，炎夏將過，秋天來到，只是一時暑氣難消，還有「秋老虎」余威，白天仍較炎熱，清晨和晚間稍涼爽，總體趨勢逐漸轉涼。

夏秋交界的雨季，濕邪最盛，脾喜燥惡濕，飲食應以淡補為主，選用具有健脾、清熱、利濕功效的食物，補而不膩。飲食原則為少辛增酸，少辛減少肺氣耗散；增酸則滋陰生津潤燥。

(25) 消脂利尿莖果汁

份量

2人份

食材

大黃瓜（胡瓜）175克
有機蘋果 175克
氣泡水或過濾溫開水 400毫升

作法

① 大黃瓜洗淨，不削皮、連籽、切小塊，以滾水煮至1分鐘起鍋備用。

② 蘋果洗淨瀝乾，不削皮、去蒂頭、去籽，切小塊備用。

③ 將所有食材放入調理機，再加入溫開水400毫升，先低速攪打幾秒，再到中高速，直至均勻即可。

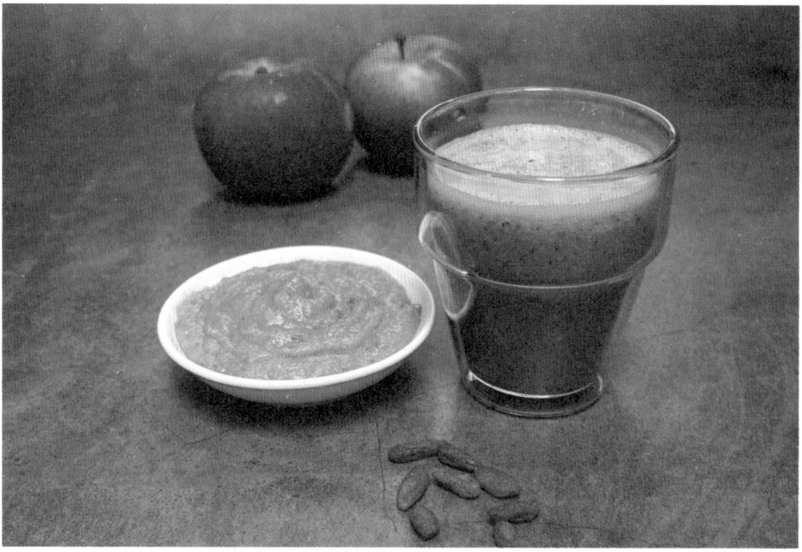

(26)養肺益腎頂營醬

份量　2人份

食材　新鮮白木耳100克
枸杞100克　芋頭100克
過濾溫開水50毫升

作法

①白木耳洗淨瀝乾，切小片，放入電鍋內鍋，外鍋加1杯水蒸至軟熟。

②芋頭洗淨瀝乾，去皮、切小塊，放入電鍋內鍋，外鍋加1杯水蒸至軟熟。

③枸杞洗淨，加入過濾溫開水150毫升，泡10分鐘後備用。

④將白木耳、芋頭放入調理機，再加入泡發的枸杞與枸杞水，加入溫開水50毫升，攪打到均勻綿密即可。

14 處暑

處暑表示暑氣即將潛伏，三伏天接近尾聲，秋天即將來臨。此時氣溫漸降，雨量漸減，中午熱，早晚涼，晝夜溫差大，晝熱夜涼的氣候條件有利於陽氣收斂，陰陽交接可能產生「秋乏」，身體有疲乏之感。

注意暑氣仍未完全消退，不急於添增衣物，夜間外出適時添加即可，保護好陽氣。飲食宜以甘平、清熱安神為主，根據不同體質調養身心，如白木耳、百合、蓮子、蜂蜜等，多吃蔬菜水果，少吃辛辣、煎炸食物或燒烤。

(27) 理氣化痰莖果汁

份量 2人份

食材 佛手瓜175克　溫帶梨175克
氣泡水或過濾溫開水400毫升

作法

① 佛手瓜洗淨瀝乾，不削皮、去籽、切小塊，以滾水煮至1分鐘起鍋備用。

② 溫帶梨洗淨瀝乾，削皮、去蒂頭、去籽，切小塊備用。

③ 將所有食材放入調理機，再加入溫開水400毫升，先低速攪打幾秒，再到中高速，直至均勻即可。

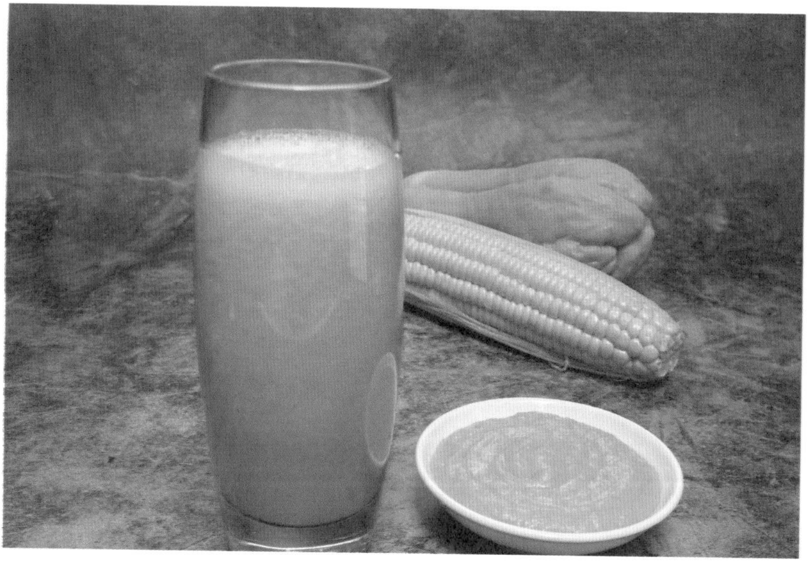

(28)暖胃散寒頂營醬

份量　2人份

食材　紅心地瓜 100克
鴻喜菇 100克
新鮮玉米粒 100克
過濾溫開水 200毫升

作法

① 紅心地瓜洗淨瀝乾，去皮、切小塊，放入電鍋內鍋，外鍋加1杯水蒸至軟熟。

② 鴻喜菇洗淨瀝乾，剝小塊，以滾水煮至1分鐘起鍋備用。

③ 玉米洗淨瀝乾後，先對半橫切，再豎切兩半，然後用手指剝下玉米粒，放入電鍋內鍋，外鍋加1杯水蒸至軟熟。

④ 將所有食材放入調理機，加入溫開水200毫升，攪打到均勻綿密即可。

15 白露

白露時節，夏天的熱氣逐漸被秋季的冷空氣取代，日照時間短，夜晚氣溫下降。

秋季燥邪易傷肺，肺與大腸相表裏，出現喉嚨腫痛、皮膚乾癢、鼻子出血、大便燥結等症狀，多補充水分、蔬果、喝熱粥、挑選滋陰潤燥食物，如豆漿、蓮藕、杏仁粥、山藥粥，幫助消化、強健脾胃；脾胃虛弱、消化功能差的人，少吃生菜沙拉和瓜果，避免消化功能更差；少吃辛辣，以免加重體內燥熱，出現便秘。

(29) 清熱下氣莖果汁

份量 2人份

食材 秋葵175克　西瓜175克
氣泡水或過濾溫開水450毫升

作法

① 秋葵洗淨瀝乾，以滾水煮至2分鐘起鍋備用。
② 西瓜洗淨瀝乾，去皮、連籽、切小塊備用。
③ 將所有食材放入調理機，再加入溫開水450毫升，先低速攪打幾秒，再到中高速，直至均勻即可。

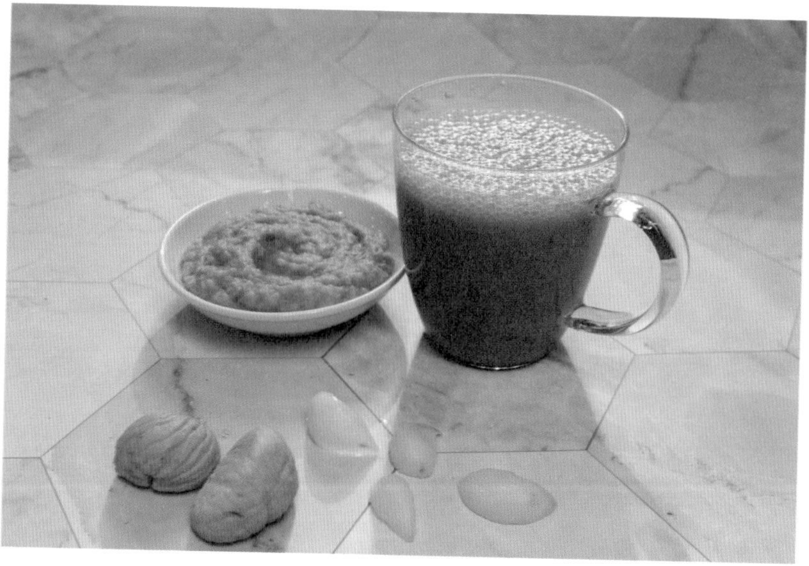

(30)養血安神頂營醬

份量　2人份

食材　蓮藕100克
新鮮百合100克
新鮮栗子100克
過濾溫開水150毫升

作法
①蓮藕洗淨後瀝乾，去除藕節、去皮、切薄片，放入電鍋內鍋，外鍋加1杯水蒸至軟熟。
②百合、栗子，以清水稍微沖洗瀝乾，放入電鍋內鍋，外鍋加1杯水蒸至軟熟。
③將所有食材放入調理機，加入溫開水150毫升，攪打到均勻綿密即可。

16 秋分

秋分後，特別注意胃部保暖，消化道對生冷寒涼的刺激較敏感，如不多加預防，可能引發相關疾病。

秋季養生鍛鍊，著重益肺潤燥，平時多練習呼吸吐納法，以及道家養生四寶：握固、叩齒、咽津、鳴天鼓可強本固腎，延年益壽。

秋屬肺，多吃酸味甘潤的蔬果，如秋梨、蘋果、葡萄以清燥潤肺、養陰生津。外用使用蒸腳桶，以鼻吸蒸汽法潤肺保養，肺「開竅於鼻」，通過蒸汽的吸入，使呼吸系統濕潤，加強肺部功能。

(31) 理氣排濕莖果汁

份量 2人份

食材
筊白筍 175克
文旦柚 175克
氣泡水或過濾溫開水 450毫升

作法

① 筊白筍洗淨瀝乾，剝殼、切小塊，以滾水煮至2分鐘起鍋備用。

② 文旦柚洗淨瀝乾，剝殼、去皮、去籽，剝小塊備用。

③ 將所有食材放入調理機，再加入溫開水450毫升，先低速攪打幾秒，再到中高速，直至均勻即可。

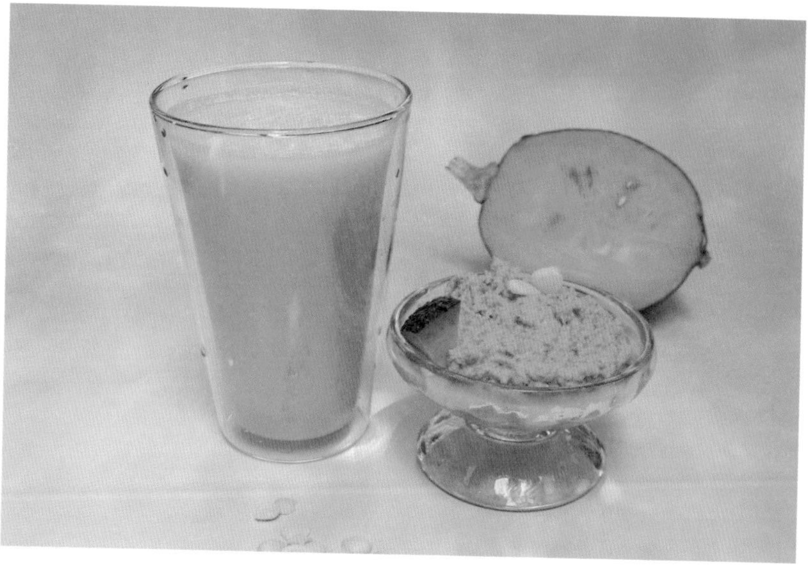

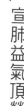

（32）宣肺益氣頂營醬

份量　2人份

食材　酪梨100克　南瓜100克
杏仁（熟）100克
過濾溫開水150毫升

作法

①酪梨洗淨瀝乾，去皮、去籽，用湯匙挖到碗裡備用。

②南瓜洗淨瀝乾，連皮、帶籽、切小塊，放入電鍋內鍋，外鍋加1杯水蒸至軟熟備用。

③將所有食材放入調理機，加入溫開水150毫升，攪打到均勻綿密即可。

17 寒露

寒露時節，氣溫比白露下降許多，地面露水更冷，故名寒露。隨著氣溫逐漸下降，空氣中濕度減少，流行性感冒病毒的致病能力增強，體質虛弱者易受風寒，需多加小心，老年人外出運動一定注意保暖。

深秋後，日照減少，秋風肅殺，風起葉落，陽氣從體表往內收，毛孔逐漸閉合，又肺主皮毛，毛孔初期的調整影響肺部開闔，令人憂傷凄涼，形成「悲秋」，悲傷反過來影響肺的宣發，所以此季節適合登高望遠，舒展肺氣。

(33) 潤肺清腸莖果汁

份量 2人份

食材 冬瓜175克　柿子175克
氣泡水或過濾溫開水400毫升

作法

① 冬瓜洗淨瀝乾，去皮、連籽、切小塊，以滾水煮至1分鐘起鍋備用。

① 柿子洗淨瀝乾，去蒂頭、去皮、去籽，切小塊備用。

① 將所有食材放入調理機，再加入溫開水400毫升，先低速攪打幾秒，再到中高速，直至均勻即可。

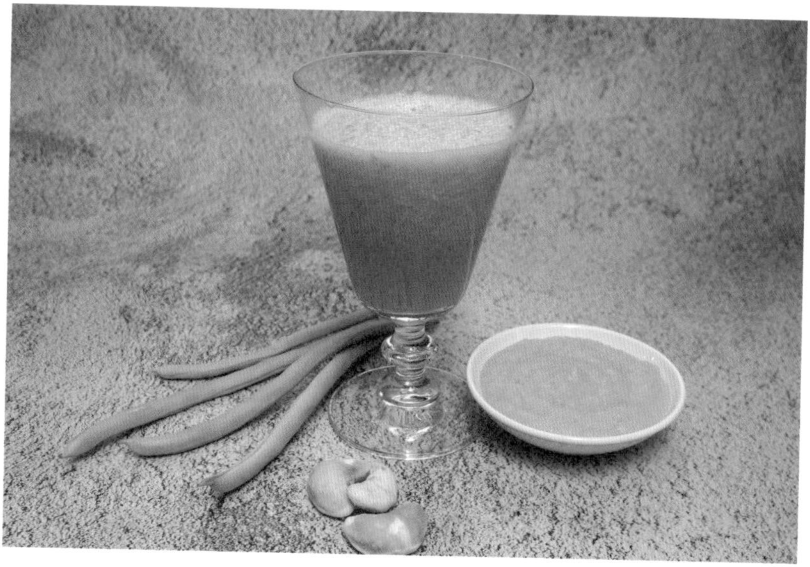

(34)益肺安中頂營醬

份量　2人份

食材　山藥100克　四季豆100克
菱角100克
過濾溫開水200毫升

作法
①山藥洗淨瀝乾，去皮、切小塊，放入電鍋內鍋，外鍋加1杯水蒸至軟熟。
②四季豆洗淨，去蒂頭、切小段，以滾水煮至1分鐘起鍋備用。
③菱角洗淨瀝乾，放入電鍋內鍋，外鍋加1杯水蒸至軟熟。
④將所有食材放入調理機，加入溫開水200毫升，攪打到均勻綿密即可。

18 霜降

霜降為秋季最後的節氣，天氣寒冷，空氣中水氣在地面形成白色結晶，稱為霜。霜降這段期間，脾的功能旺盛，是慢性胃炎和胃、十二指腸潰瘍病復發的高峰期；中焦喜暖惡涼，入秋後寒冷刺激，溫胃散寒是有效的保護方法。

另外特別注意腹部保暖及自我保養，適時添加衣物，避免夜晚著涼。霜降進補關鍵在調養脾胃，宜平補，多吃暖胃甘潤食物，可以生津潤燥，固腎補肺，如胡蘿蔔、高麗菜、紅番薯、柿子等。

（35）利濕降脂莖果汁

份量　2人份

食材　龍鬚菜175克　葡萄柚175克　氣泡水或過濾溫開水450毫升

作法

① 龍鬚菜洗淨，切小段，以滾水煮至1分鐘起鍋備用。

② 葡萄柚洗淨瀝乾，去皮、去籽、切小塊備用。

③ 將所有食材放入調理機，再加入溫開水450毫升，先低速攪打幾秒，再到中高速，直至均勻即可。

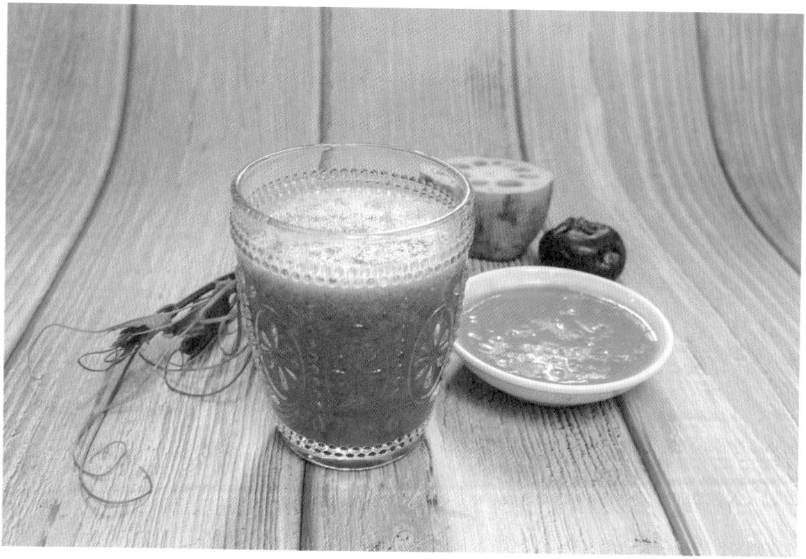

(36) 開胃生津頂營醬

份量　2人份

食材　綠豆100克　蓮藕100克

荸薺100克

過濾溫開水150毫升

作法

①綠豆徹底洗淨，加入400毫升的過濾水浸泡8小時後水倒出，更換200毫升新的過濾滾水，再放入電鍋內鍋，外鍋加2杯水蒸至軟熟備用（電鍋跳起後再悶15分鐘）。

②蓮藕洗淨後瀝乾，切除藕節、去皮、切成薄片；荸薺洗淨瀝乾，去頭尾、去皮、切小塊，放入電鍋內鍋，外鍋加1杯水蒸至軟熟。

④將所有食材放入調理機，加入溫開水150毫升，攪打到均勻綿密即可。

19 立冬

立冬，「立」是開始、建立之意；「冬」即「終」，表示一年當中最後一個季節冬季開始。到了立冬，氣血往身體裡存，此時陰氣盛極，陽氣伏藏，應避寒就溫，防寒保暖，保護好自身陽氣，順應大自然潛藏規律，養陽護陽，補腎藏精，為來年春天做准備。

進入冬季後，人體新陳代謝逐漸減緩，很多人利用此時進補，以扶正固本，增強抵抗力，可是現代人幾乎不缺營養，反而要注意營養失調，千萬不可隨便亂「進補」。

(37) 清腸通便韮果汁

份量 2人份

食材 韭菜花175克　百香果175克　氣泡水或過濾溫開水450毫升

作法

① 韭菜花洗淨瀝乾，切小段，以滾水煮至1分鐘起鍋備用。

② 百香果洗淨瀝乾，將百香果橫切對半，用湯匙挖出果肉放在碗裡備用。

③ 將所有食材放入調理機，再加入溫開水450毫升，先低速攪打幾秒，再到中高速，直至均勻即可。

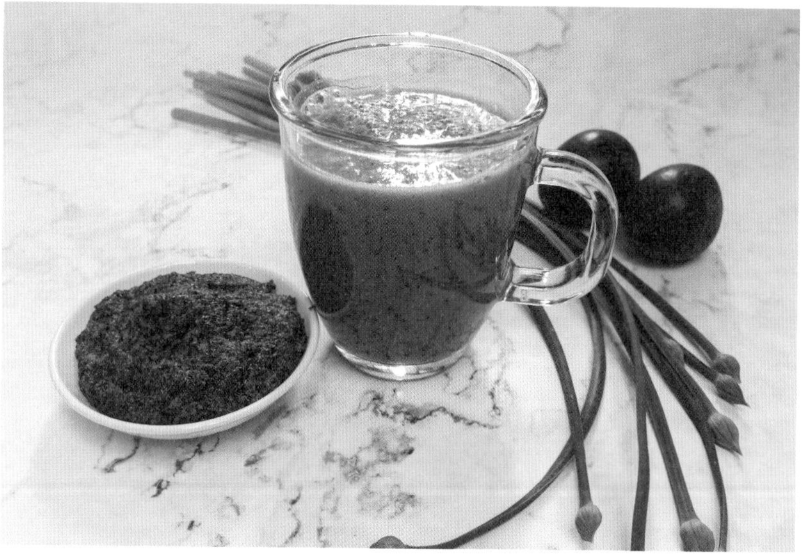

(38) 滋養肝腎頂營醬

份量　2人份

食材　黑芝麻（熟）50克
黑木耳100克
牛蒡100克
過濾溫開水150毫升

作法

① 黑木耳洗淨瀝乾，切小片，以滾水煮至1分鐘起鍋備用。

② 牛蒡洗淨瀝乾，去皮、切薄片，放入電鍋內鍋，外鍋加1杯水蒸至軟熟。

③ 將所有食材放入調理機，加入溫開水150毫升，攪打到均勻綿密即可。

20 小雪

天氣越來越寒冷，黃河流域附近，空氣中水氣凝結成晶狀固體逐漸降下片片雪花，初雪雪量不大故名「小雪」。建議平時早臥晚起，有充足的睡眠，常曬太陽幫助陽氣生發，注意保暖，蒸腳，每天步行一萬步，可以溫通經脈，防止呼吸道感染。

飲食調養著重「養腎斂陰」，不當的飲食不僅容易讓人老化，也更容易導致疾病；適當的飲食，可以增強體質，減少病菌感染。冬季多補充溫腎和黑色食物，如黑豆、黑芝麻等維持營養。

(39) 豁痰下氣莖果汁

份量　2人份

食材　芥菜175克　柳橙175克
氣泡水或過濾溫開水400毫升

作法

① 芥菜洗淨瀝乾，去葉、取梗、切小段，以滾水煮至2分鐘起鍋備用。

② 柳橙洗淨瀝乾，去皮、去籽、切小塊備用。

③ 將所有食材放入調理機，再加入溫開水400毫升，先低速攪打幾秒，再到中高速，直至均勻即可。

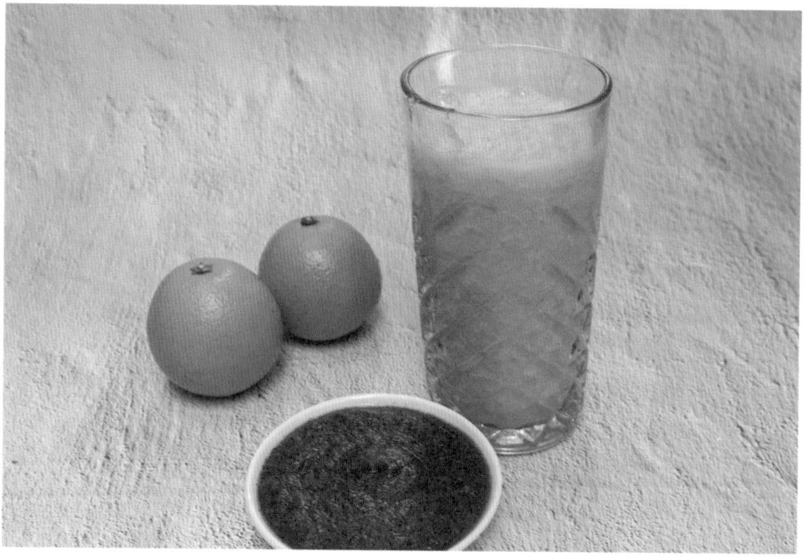

(40)補腦益腎頂營醬

份量　2人份

食材　紫(黑)糯米100克
大頭菜100克　白蘿蔔100克
過濾溫開水100毫升

作法

①紫(黑)糯米洗淨後加入120毫升過濾開水(注意水蓋過米),放入電鍋內鍋,外鍋加2杯水蒸至軟熟(電鍋跳起後再悶15分鐘)。

②大頭菜白蘿蔔洗淨瀝乾,去皮、切小塊,以滾水煮至2分鐘起鍋備用。

③將所有食材放入調理機,加入溫開水100毫升,攪打到均勻綿密即可。

21 大雪

大雪時節，易受寒邪侵襲。雙腳距離心臟最遠，「寒從腳下起」，氣血不足或心血管功能較差，末梢血流供應不良，會導致雙腳冰冷。

平時久坐少運動或中老年人可用蒸腳提高免疫力，蒸完腳，腿部汗孔打開，應盡快擦乾雙足，穿上襪子、長褲避免受寒。冬季食補以平補為主，選擇易消化且富含蛋白質、維生素的食物，早晨喝熱粥，晚上節制飲食，以養胃氣。這個節氣盛產柑桔類水果，適當食用可以理氣化痰止咳，減少呼吸道感染。

(41) 通利腸胃莖果汁

份量 2人份

食材 結球白菜175克　芭樂175克
氣泡水或過濾溫開水450毫升

作法

① 白菜洗淨瀝乾，去葉、取梗、切小段，以滾水煮至1分鐘起鍋備用。

① 芭樂洗淨瀝乾，去蒂、連籽、切小塊備用。

① 將所有食材放入調理機，再加入溫開水450毫升，先低速攪打幾秒，再到中高速，直至均勻即可。

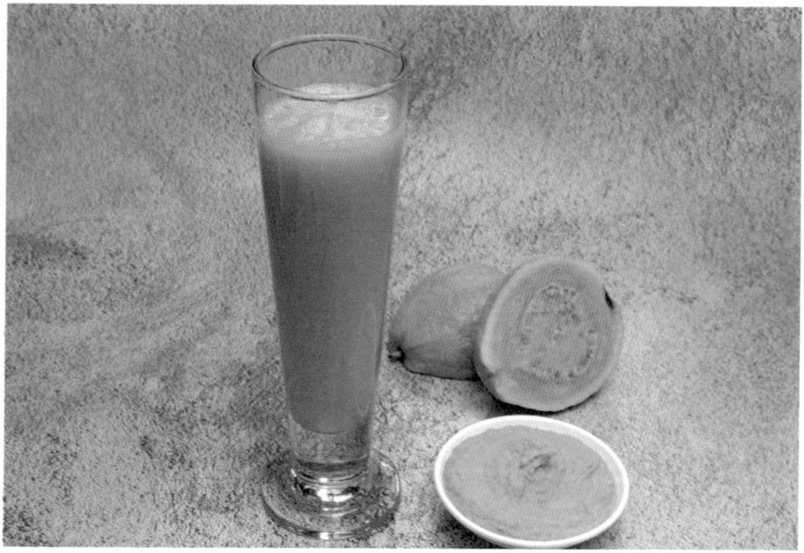

（42）潤肺補脾頂營醬

份量　2人份

食材　山藥100克　胡蘿蔔100克

落花生100克

過濾溫開水250毫升

作法

①山藥、胡蘿蔔洗淨瀝乾，去皮、切小塊，放入電鍋內鍋，外鍋加1杯水蒸至軟熟。

②落花生去殼，洗淨瀝乾，放入電鍋內鍋，外鍋加1杯水蒸至軟熟。

③將所有食材放入調理機，加入溫開水250毫升，攪打到均勻綿密即可。

22 冬至

冬至是重要的養生節氣。患有心血管疾病的人要特別提高警覺，應隨時觀察變化，慎防發作。冬至寒冷乾燥，飲食上多攝取新鮮蔬果，有充足的營養，以滋陰潛陽、潤肺去燥，避免維生素及水分缺乏，讓人容易上火。

注意胃部保暖，胃受寒使神經系統興奮性增高，腸胃調節功能紊亂，產生痙攣性收縮，造成缺血、缺氧，引發消化道潰瘍；少吃生冷、辛辣、肥甘厚味，以免消化不良，聚濕生痰，使血液黏稠，種下慢性病病根。

(43) 利水消食莖果汁

份量 2人份

食材 玉米筍175克　金棗175克
氣泡水或過濾溫開水400毫升

作法

① 玉米筍洗淨，切小段，以滾水煮至1分鐘起鍋備用。

② 金棗洗淨瀝乾，去蒂、連皮、帶籽，切小塊備用。

③ 將所有食材放入調理機，再加入溫開水400毫升，先低速攪打幾秒，再到中高速，直至均勻即可。

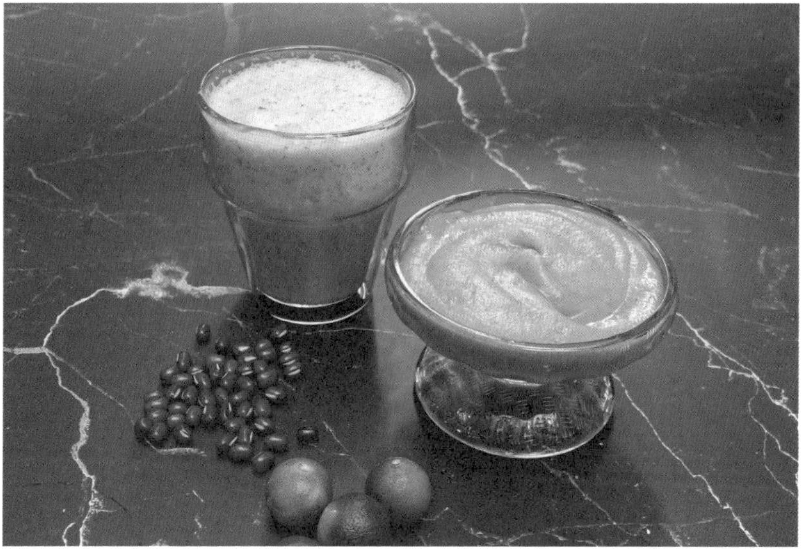

(44)滋陰和血頂營醬

份量　2人份

食材　紅豆100克　黃地瓜100克
荸薺100克
過濾溫開水150毫升

作法

①紅豆徹底洗淨，加入400毫升的過濾水浸泡8小時後水倒出，更換200毫升新的過濾滾水，再放入電鍋內鍋，外鍋加2杯水蒸至軟熟備用（電鍋跳起後再悶15分鐘）。

②黃地瓜、荸薺洗淨瀝乾，去皮、切小塊，放入電鍋內鍋，外鍋加1杯水蒸至軟熟備用。

③將所有食材放入調理機，加入溫開水150毫升，攪打到均勻綿密即可。

23 小寒

飲食選擇溫熱食物來補充身體熱量，雖然此時是「進補」最佳時期，但並不是吃大量的滋補食品，對於身體強壯沒有不舒服症狀的人，如果服用過多補藥，容易出現口乾舌燥、牙齦腫痛等上火現象。另外，患有感冒、發燒、咳嗽的人不要進補，以免加重病情。特別注意老年人飲食，高脂、高蛋白、高熱量飲食攝入太多，容易誘發心腦血管等疾病，建議多喝地瓜清粥、豆漿，既能補氣又能補陰。

(45) 通經利濕莖果汁

份量

2人份

食材

萵苣筍175克

有機葡萄175克

氣泡水或過濾溫開水400毫升

作法

① 萵苣筍洗淨後瀝乾，去皮、切小段，以滾水煮至1分鐘起鍋備用。

② 葡萄洗淨瀝乾，去蒂、連皮、帶籽備用。

③ 將所有食材放入調理機，再加入溫開水400毫升，先低速攪打幾秒，再到中高速，直至均勻即可。

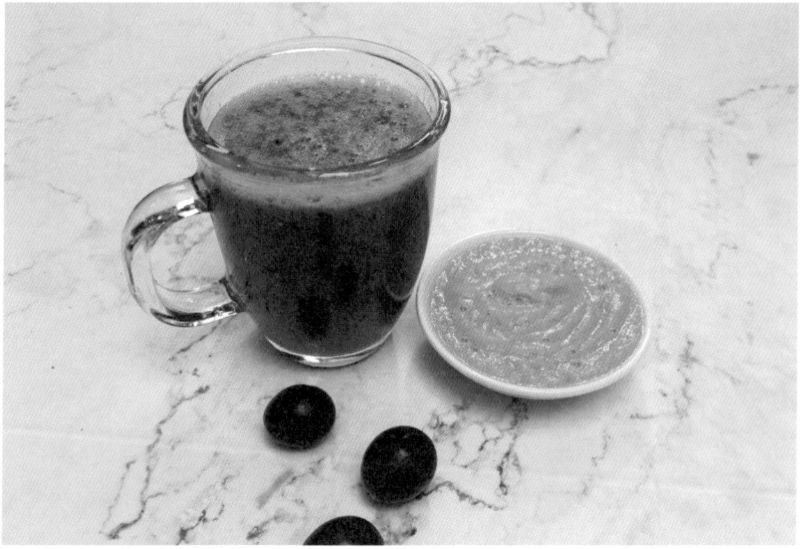

(46) 健脾和中頂營醬

份量　2人份

食材　新鮮甜豌豆100克
洋蔥100克　白蘿蔔100克
過濾溫開水50毫升

作法

①甜豌豆洗淨瀝乾，放入電鍋內鍋，外鍋加1杯水蒸至軟熟備用。

②洋蔥去皮、切小塊，放入電鍋內鍋，外鍋加1杯水蒸至軟熟備用。

③白蘿蔔洗淨瀝乾，去皮、切小塊，以滾水煮至1分鐘起鍋備用。

④將所有食材放入調理機，加入溫開水50毫升，攪打到均勻綿密即可。

24 大寒

大寒與立春相交，過了大寒，進補量要逐漸減少，開始增加具升發作用的食物，如生薑、蔥等，除了抵禦寒邪，也為來年春天做準備。

天氣寒冷，血管收縮導致血流不順，引發疼痛不適，更甚者淤血阻滯，提高心腦血管疾病發作頻率，「血得溫則行」，對於高血壓、動脈硬化、冠心病等患者來說，注意防寒保暖是很重要的。腎經起於足，睡前蒸腳後，按揉足心湧泉穴，平時經常叩齒，有助益腎氣之功。

(47) 祛痰利水莖果汁

份量　2人份

食材　澎湖野生海菜175克
有機茂谷柑175克　老薑1片
氣泡水或過濾溫開水400毫升

作法

① 海菜洗淨瀝乾，以滾水加1片老薑煮至2分鐘起鍋備用。

② 有機茂谷柑洗淨後瀝乾，去蒂、連皮、帶籽，切小塊備用。

③ 將所有食材放入調理機，再加入溫開水400毫升，先低速攪打幾秒，再到中高速，直至均勻即可。

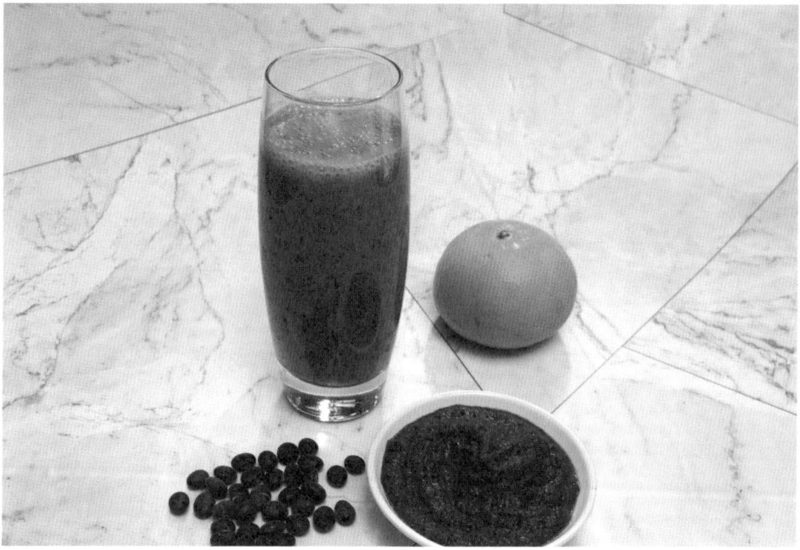

(48)益陰生津頂營醬

份量　2人份

食材　黑豆100克　甜菜根100克　豆薯100克

作法

①黑豆徹底洗淨，加入400毫升的過濾水浸泡8小時後水倒出，更換200毫升新的過濾滾水，再放入電鍋內鍋，外鍋加2杯水蒸至軟熟備用（電鍋跳起後再悶15分鐘）。

②甜菜根、豆薯洗淨瀝乾，去皮、切小塊，放入電鍋內鍋，外鍋加1杯水蒸至軟熟備用。

③將所有食材放入調理機，不加水攪打到均勻綿密即可。

結語

微循環好，免疫力自然好！

現在越來越多疾病無法根治，甚至找不到病因，身體開始出現不適，慢性病的發生也都越來越早。在我的觀察裡，很大的原因是來自於錯誤的飲食習慣與治療方式。

西醫的觀點就是使用藥物壓制發炎反應，沒有解決背後根源的毒素、黏液累積的問題，所以這樣長期圍堵、壓制的做法，往往會使病人疲於奔命，一次次的用藥減緩發炎反應，然後還是一次次地繼續過敏發作。

這樣的做法，就好像帝堯時，中原洪水氾濫，於是先任命禹的父親鯀治水，鯀在河岸邊設河堤，但洪水卻愈淹愈高，歷經九年仍然沒有治水成功，後來禹改用疏導方式治水，最後才治水成功。

鯀築河堤治水的方式，就如同西醫圍堵發炎反應，圍堵只能暫時見效，但隨著河水一次次的氾濫，就會逐漸產生瘟疫，也就是症狀形成的原因。如同溪流、河水最後進入大海的出海口往往是最髒的，因為此處聚集了所有溪流、河水一路走來的髒東西。

就像我們身體的毒素與黏液，用藥物去圍堵發炎反應，而不像大禹那樣去疏導毒素、黏液，最後這些聚集的髒東西爆發之後就變成過敏，然後一次次地變得愈來愈嚴重。

許多病人微循環被破壞、身體累積很多毒素，就是經由一連串長期不當的飲食與生活習慣逐漸養成的，如果他早就知道該如何善待自己的身體，不會讓自己的身體狀況變得如此惡劣。

所以在治療上，經過十多年的經驗累積下來，我知道一定要先取得病人的信任，先以排四毒補四缺的方式，讓他明顯感受到身體的轉變，之後再逐步調整他不良的飲食與生活習慣。

在治療上，許多病人已經依賴西醫方式相當久，雖然在我看來，這些西醫方式效果不大，但對病人來說，這種西醫的治療方式已經讓他心靈上產生一種依賴感。以前剛架構好整套理論時，常常希望病人不要再採取西醫的治療方式，但是我後來卻明顯感受到病人的恐慌感，可能身體一有什麼狀況，心理上就會認為與中斷西醫治療有關，於是他開始焦躁不安，有時甚至三更半夜打電話來詢問問題。

這種不安的情緒，當然也會影響他的治療效果，所以我開始調整做法，也許一開始算是一種妥協，後來我愈來愈覺得這是一種治療的智慧，不需要直接去撞擊病人原本的信念與習慣，應該配合病人的心理與病情狀況，採取有時退、有時進的治療智慧，當病人的確發現自己身體狀況好轉時，再請他考慮降低西藥的治療次數與劑量。

舉例來說，一位長期用藥的自體免疫疾病的病人，還很年輕不到二十歲，已經依賴類固醇相當久，如果硬要禁止他繼續使用，不只他自己不安，他的父母想必更加焦慮恐慌。所以我們的策略就是先建議他進行蒸腳促進微循環、排宿便、補充益生菌、長期的身體不適症狀有些改善，後來再建議他補充天然的荷爾蒙。如此，身體長期的疼痛、水腫一一改善，睡眠也跟著改善。

後來我建議他進行我的人生動力療法，因為除了微循環被破壞、長期服用西藥這兩個因素之外，其實升學壓力及與父母的相處也會影響病情控制，所以治療是一門智慧，有時候是連同家人的情緒也需要一併照顧，這樣才會讓的病況控制更好。

我是開自費診所，一步一腳印從最接近民眾的環境開始起家的，所以我常常遇到的病人都是一些非常棘手的案例，可能是已經看遍西醫都治不好，轉而去看中醫也不見好轉，甚至求神問卜、喝過符咒水、試過很多偏方都沒有效，最後才找上我。

這也和台灣的健保制度有關，看醫師拿藥太便宜方便，有高血壓問題的人就吃高血壓的藥，血糖太高就吃糖尿病藥，除非疾病實在太嚴重，去一般健保醫院又沒效果時，才會找上我。其他地區因為沒有健保制度、保險費用高，所以去醫院求診相當昂貴，所以病人一定要思考如何用最便宜的方式治病。

所以若非心理創傷的治療，我的台灣病人都是帶著疑難雜症來考驗我的醫術，甚至還帶著西醫的質疑來考驗我。

有一位乳癌患者進行蒸腳來促進微循環，同時間她繼續接受西醫治療癌症的程序，她把蒸腳這件事告訴她的西醫，結果這位醫師竟勸她不要再繼續蒸腳，認為蒸腳會使化療藥物太快排出體外。

我聽到這個說法真是感到啼笑皆非，因為微循環好，細胞之間的路徑暢通，還比較有可能把化療藥帶入癌細胞深處，而且我們一般人都知道，化療藥物毒性其實相當強，當然是希望藥物深入癌細胞之後，就盡快排出體外比較好，化療藥停留在體內時間很久，這樣對身體怎麼可能比較好？

後來我跟這位病人說，我本身也是西醫出身，如果這位西醫有所疑問，也許我們可以一起討論一下最好的處置方式。

當然，我還是尊重病人自己的選擇，我只是提供我認為簡單又有效的方法，但不會去干涉病人要不要接受西醫治療，這就是治療的智慧，畢竟身體是病人自己的，我只是扮演一個協助的角色。

不過，我還是常感嘆病人實在太慢來了，如果他們能更早一點來求診，趕快開始進行排四毒，包括改善微循環、排宿便、淋巴排毒、肝膽排毒，逐步排出身體累積的毒素，再來就是補四缺，同時吸收更多能量與營養，效果是非常立竿見影的。

很多人吃很多西藥、保健品、做運動，不能說完全沒有效果，但是效果可能都很慢，但是進行四個排毒步驟可以很快感受到轉變，以症狀不嚴重的人來說，一個月就會漸漸改善症狀，在三個月內一定會有明顯效果。

但是，就如同我前面所說的，有一些癌症病人都太晚來了，癌細胞轉移速度已經非常快，在《傷寒論》的六經傳病、疾病進展都已經走到最後階段，所以就算治療有效，疾病退返所需的時間也比較久，我常常想方設法的希望治療能盡快見效，那個過程簡直就在挑戰大腦極限。

不過，病人真的是我最好的老師，在這些過程中，也讓我累積更多實證經驗，進而組織架構出這樣的步驟，真的是既簡單有效的方法，這些很慢來的癌症病人，在這樣的方法下，有些仍然奇蹟式地存活至今，但有些不幸往生，畢竟每個人的身體不太一樣，沒辦法一起比較。

所以希望大家都能夠更早接觸到，對很多的慢性病初期來說，只要盡快促進微循環、排宿便、淋巴排毒、肝膽排毒，同時再吸收需要的營養，可以排出身體累積已久的毒素，再幫細胞引入好營養，當細胞之間的通道暢通無阻時，就能提升免疫力、提升所有器官功能，最終就能改善。

黃鼎殷

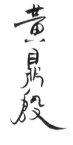

白

青

體內偏寒

體內寒毒極重

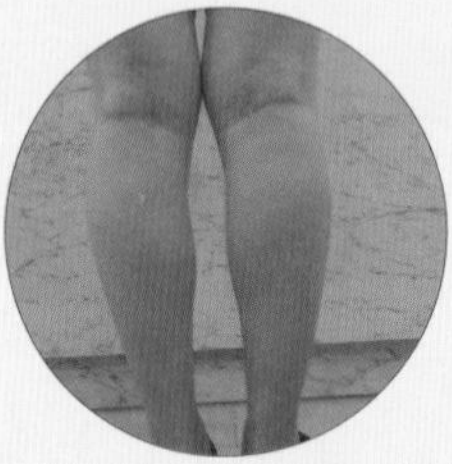

白

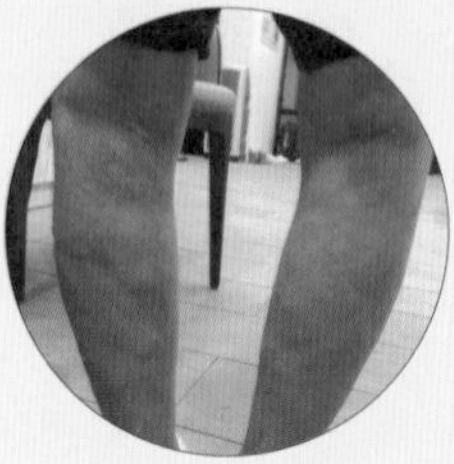

青

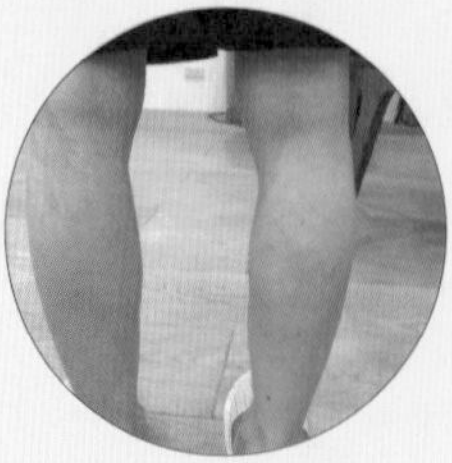

白+青

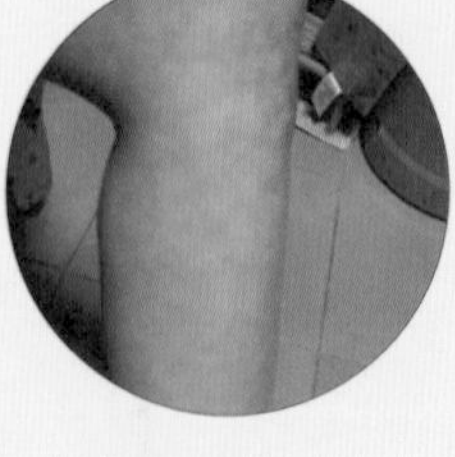

青+黑

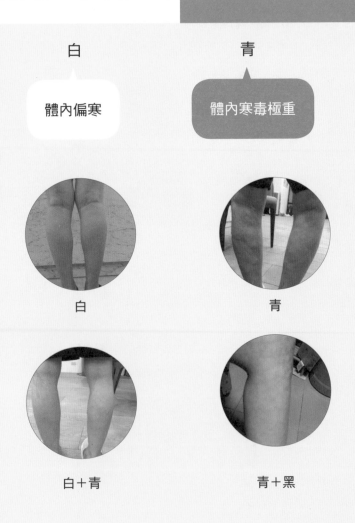

附 錄

紅紋地圖

黑

體內重金屬沉
澱，毒素極重

暗紅

體內一般
毒素略多

粉紅

身體健康、
微循環良好

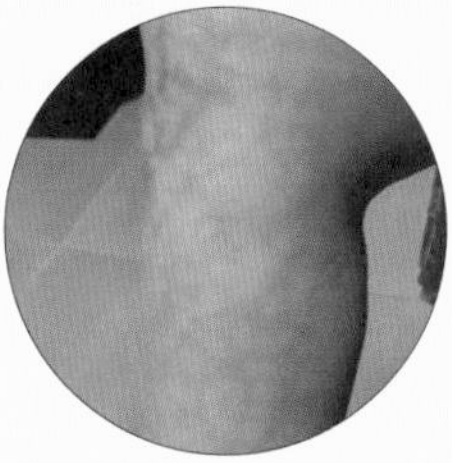

黑

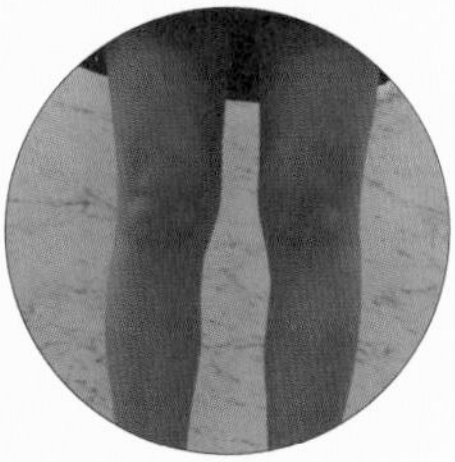

暗紅

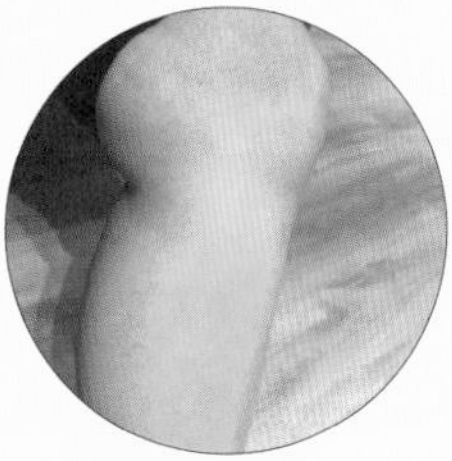

粉紅

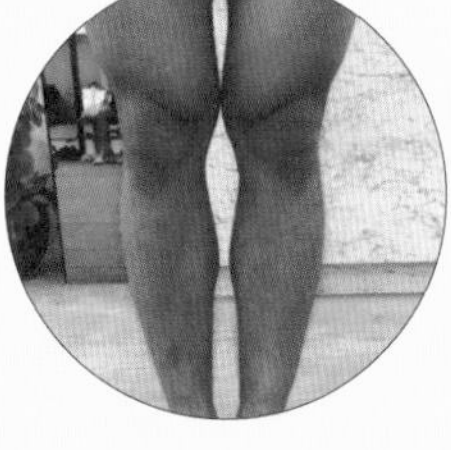

黑＋暗紅

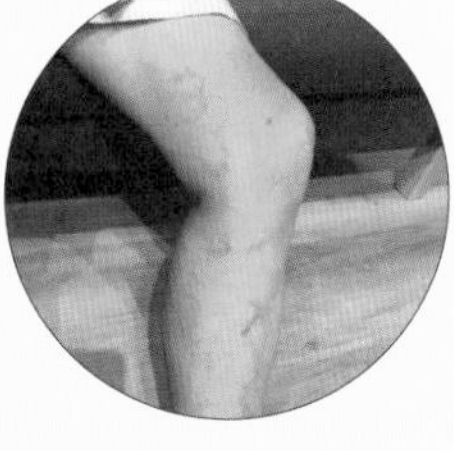

紅＋青

最新增訂

長期便祕好痛苦！「吃好油」是改善便祕的秘密武器

排便是人體四大排毒路徑中最重要的排毒路徑，它包含了整個消化道，也就是從食物分解↓消化↓吸收↓排出的整個過程，因此從把食物放進嘴巴開始，自口腔、胃、小腸到大腸，只要其中一個環節出了錯，排便就會受到影響。事實上，大多數的現代人都有排便不正常的問題存在。

關於宿便，主要是因為食糜停留在體內時間過久，水分持續被大腸吸收後，變得又乾又硬，不易排出、長年累月惡性循環下來演變成宿便，許多毒素也就逐漸附著於腸壁上，最後導致大腸癌等嚴重症狀。

針對有排便異常的朋友，我除了會建議使用酵素清理腸道宿便外（見六四頁），另外在飲食調整上，我也建議在植物性食材中應增加莖部位攝取比例，因為莖類食材像是一隻掃把，可以掃除殘留在腸道內的廢物。

對於無法每天排便兩次以上的患者，我的飲食建議就是一天飲用二至四杯莖果汁。莖果汁主要成分就是莖類跟水果，因為這兩者有非常豐富的纖維，且具有潤腸、降火之效果。莖在整株植物中是負責輸送養分、水分的軀幹，再搭配富含纖維質的水果種類，對於腸道宿便與黏液的排除有所幫助。

另外，在秋冬天氣寒涼的季節，一般人會比夏天更需要透過飲食來獲取足夠的陽光能量。因此建議在莖果汁調配完成後，再加入五毫升種籽油攪拌後馬上飲用。種籽除了蛋白質含量高，更富含油脂，本身蘊含能量最高（見一一二頁），而且是全營養、不寒不燥，又有潤腸效果。所以在秋冬時分，我會建議在莖果汁內加上種籽油，可讓長年有排便或宿便問題的朋友們更容易改善其腸道功能。

但是，種籽油這麼多，什麼樣的種籽油才算是好油呢？對於腸道毒素堆積（宿便）的問題，我在《宅自醫》一書中將其歸屬於第二期症狀，在該期別中的主要狀況是體內自由基過多，且腸道累積毒素，因此我會建議該期別的朋友使用沙棘油。沙棘油本身可以促進局部（腸道）微循環，加上它的抗氧化能力很高，可同時幫助清除自由基，種籽油本身又具有潤腸的功能。所以若要建議針對加入莖果汁的種籽油，我會建議大家可以選擇沙棘油。

除了上述提及的清除腸道宿便、飲用加入好的種籽油的莖果汁外，我還是建議要多蒸腳來讓腸胃溫熱，幫助腸道蠕動；另外，也可每日進行腸道反射區按摩，對於宿便的排除也會有所助益。

國家圖書館出版品預行編目資料

宅自醫：在家練好免疫力：排四毒•補四缺，一生無病 !! ／黃鼎殷、郭涵甄 -- 二版 . -- 臺北市：幸福綠光，2020.011
面；　公分

ISBN 978-957-9528-96-2 (平裝)

1. 健康法 2. 保健常識 3. 食療 4. 免疫力

411.1　　109016533

宅自醫：在家練好免疫力（增訂版）

排四毒 ・ 補四缺，一生無病 !!

作　　者：黃鼎殷、郭涵甄
插　　畫：蔡靜玫
圖文整合：洪祥閔
責任編輯：何　喬
編輯顧問：洪美華
出　　版：幸福綠光股份有限公司
地　　址：台北市杭州南路一段 63 號 9 樓
電　　話：(02)23925338
傳　　真：(02)23925380
網　　址：www.thirdnature.com.tw
E-mail：reader@thirdnature.com.tw
印　　製：上海印刷股份有限公司
二　　版：2020 年 11 月
郵撥帳號：50130123 幸福綠光股份有限公司
定　　價：新台幣 370 元（平裝）

ISBN 978-957-9528-96-2

總經銷：聯合發行股份有限公司
新北市新店區寶橋路 235 巷 6 弄 6 號 2 樓
電話：(02)29178022 傳真：(02)29156275